Docteur Henri Boon
Docteur Yves Davrou
Jean-Claude Macquet

LA SOPHROLOGIE

RETZ
POCHE

Couverture : **Régis Macioszczyk**

Sommaire

CHAPITRE 1

ORIGINE ET NAISSANCE DE LA SOPHROLOGIE

Avec la sophrologie, ce n'est pas, pour une fois, d'Amérique que nous vient la lumière. Cette jeune science médicale est, en effet, née en Europe, en Espagne très exactement.
Nous sommes en 1958 à Madrid: Alfonso Caycedo, jeune Colombien d'origine espagnole, vient de terminer ses études de médecine. Déjà docteur en médecine, interne en chirurgie, il s'est spécialisé en neuropsychiatrie. Il entre à l'hôpital provincial dans le service du docteur Lopez-Ibor, grand maître espagnol de la psychiatrie et professeur à la faculté de médecine de Madrid. Il commence à y pratiquer l'hypnose et crée le premier département d'hypnose clinique et de techniques de relaxation. Mais, très vite, il se trouve confronté à la situation paradoxale des techniques hypnotiques: d'une part, des résultats cliniques et expérimentaux positifs, de l'autre, des concepts et des théories complètement contradictoires. «Peut-être, dira plus tard Caycedo, n'existe-t-il dans l'histoire de la psychologie aucun genre de phénomènes qui ait subi une telle abondance d'interprétations. Depuis l'approche sérieuse et scientifique jusqu'aux conceptions les plus pittoresques; depuis les observations et travaux réalisés par des prix Nobel de médecine jusqu'aux pamphlets de cinéma de terreur et aux mystérieuses appréciations émises par des scénaristes et charlatans professionnels[1]...»

1. A. Caycedo et coll.: *Progrès en sophrologie* (Barcelone, Emegé, 1969). Les citations suivantes de Caycedo sont extraites du même ouvrage.

Pourtant, Caycedo s'est initié à l'hypnose clinique la plus pure, effectuant notamment plusieurs voyages à Nancy pour rencontrer le docteur André Cuvelier, dont il traduit en espagnol la thèse de doctorat: «l'École hypnologique de Nancy», laquelle rend compte des travaux de Bernheim et de Liébeault.
L'ambiguïté de la situation conduit peu à peu ceux qui pratiquent encore l'hypnose en Espagne à l'abandonner. Caycedo lui-même envisage un temps de revenir aux méthodes classiques de la psychiatrie. Entre-temps, la Société d'hypnose clinique est fondée. Elle ne fera que renforcer les doutes de ses fondateurs sur les observations effectivement réalisées cliniquement et les concepts véhiculés par les spécialistes. L'amnésie posthypnotique et le sommeil hypnotique sont pratiquement impossibles à prouver. On peut, en revanche, démontrer que, dans nombre de cas, la conscience du sujet s'est trouvée modifiée.

Un terme nouveau pour une méthode nouvelle

Parce qu'il est passionné par l'étude de la conscience humaine, Caycedo ne renonce pas. Il faut, pense-t-il, clarifier les concepts et, pour commencer, agir au niveau de la terminologie. Il propose que le terme «hypnose» ne soit plus utilisé en médecine et qu'il soit remplacé par celui de «sophropsyché», déjà employé par certains chercheurs pour désigner «un système qui règle la vie affective éliminant les réactions préjudiciables qui gênent la bonne marche des processus intellectuels», ou encore «une espèce de suprastructure de la personnalité où les processus psychiques sont expérimentés de façon démontrée». Bien vite, Caycedo mesure toutes les difficultés de la tentative. Vouloir modifier la terminologie le met en butte aux réactions des chercheurs ayant déjà publié des résultats de travaux sur l'hypnose. De plus, le fait de rester à l'intérieur même du système risque de faire attribuer aux nouvelles terminologies l'image défavorable de l'hypnose. «Les choses étant ainsi, dit-il, il me restait une troisième voie: rompre avec la tradition. M'approcher à

nouveau des phénomènes à partir de zéro». C'est finalement la voie que choisit Caycedo. Il rompt avec la tradition et crée un terme nouveau, la «sophrologie». Et, sous la bienveillante autorité du professeur Lopez-Ibor qui, dès l'origine, va faciliter et encourager ses travaux, il transforme son département d'hypnose clinique de l'hôpital provincial en département de sophrologie: «Dès lors, dira-t-il, la perspective augmenta. Il ne s'agissait plus de défendre une position ou de réfuter une thèse. Bien que recommencer représentât un travail immense, il était moins angoissant de le faire que de participer à une lutte par ailleurs stérile.»
Tout reste effectivement à faire: l'objectif de Caycedo est désormais de créer une véritable école scientifique de la conscience humaine qui aurait à inventorier tous les procédés ayant une influence sur la conscience. Deux disciplines rigoureuses guideront les pas des nouveaux chercheurs: la phénoménologie au stade de l'investigation, l'expérimentation clinique pour les vérifications.

Nous sommes en 1960. L'école sophrologique est née. Elle est composée de représentants des différentes spécialités médicales: psychiatres, stomatologues, chirurgiens-dentistes, pédiatres, gynécologues. Ce sont surtout les stomatologues qui, au début, vont adapter et faire découvrir les méthodes sophrologiques. C'est ailleurs devant les odontologues madrilènes, quelques mois après la création de l'école sophrologique, que le docteur Caycedo précise son objectif : «La sophrologie doit être une école nouvelle regroupant non seulement les phénomènes appelés hypnotiques, mais aussi les techniques de relaxation: entraînement autogène de Schultz, techniques de Jacobson, etc., ainsi que tous les états voisins où existe, selon nous, un profond dénominateur commun phénoménologique[2].»
Phénoménologie, c'est le maître mot que l'on va retrouver tout au long de l'évolution de la sophrologie. Pour mieux en appréhender toutes les applications, Caycedo part en Suisse

2. Cité par le docteur Isasi in *Progrès en sophrologie*.

et devient l'assistant de Ludwig Binswanger, grand psychiatre et phénoménologue en renom.
Dans sa clinique de Kreuzlingen, il travaille à l'étude scientifique de la conscience humaine. Mais le destin va se charger d'influencer le cours de la sophrologie. Il se présente sous la forme d'une jeune Française née à Lille qu'Alfonso Caycedo épouse à Genève. Colette Caycedo est passionnée par l'Orient et pratique le yoga. D'abord, Caycedo s'amuse de voir sa femme faire «ces espèces de pirouettes», mais il découvre dans sa bibliothèque des livres qui parlent autrement de la conscience et qui expriment des opinions orientales que l'on peut parfaitement concilier avec les dernières données de la neurophysiologie. Troublé, Caycedo décide — non sans appréhension — de s'en ouvrir à Binswanger. Il craint les moqueries du maître. Mais ce dernier l'encourage à étudier en Orient les phénomènes dont il est fait mention dans les livres.
Parti pour six mois, Caycedo restera absent deux ans, visitant tour à tour l'Inde, le Tibet, le Japon. Dans chacun de ces pays, il rencontre les médecins qui vont le mettre en rapport avec les plus grands mystiques. Il visite aussi les ashrams les plus importants depuis ceux des raja yogi de l'Himalaya jusqu'à ceux des grands yogi du Sud de l'Inde. Il séjourne ensuite chez les lamas tibétains à Dharamsala où habite le dalaï-lama, et découvre des méthodes différentes de celle du yoga, qu'il trouve alors figé dans ses traditions. Enfin, il se rend au Japon où, toujours avec les médecins, il visite les monastères zen et s'initie à la méditation. C'est là qu'il découvre la corporalité et qu'il mesure toute la puissance des techniques orientales. Il décide alors de créer une méthode occidentale de sophronisation, la relaxation dynamique, qui comporte trois degrés successifs, inspirés chacun des méthodes qu'il a découvertes en Orient: méthode inspirée du yoga pour le premier degré, du bouddhisme pour le second degré, du zen pour le troisième degré. Il s'agit bien, aime à rappeler Caycedo, d'utiliser des méthodes adaptées de ces trois branches de l'Orient, mais non de transposer la méditation bouddhiste, par exemple.

Rentré en Europe, Caycedo s'installe à Barcelone et commence à expérimenter avec ses assistants catalans les méthodes qu'il a élaborées au cours de son voyage. Pendant cinq ans, la relaxation dynamique va faire l'objet d'études permanentes au moyen de l'électro-encéphalogramme : elles seront publiées dans une thèse particulièrement importante[3]. Et c'est, en 1970, le premier Congrès mondial de sophrologie. Mille quatre cents spécialistes représentant quarante-deux pays sont réunis pour un séminaire à Barcelone. Des médecins japonais, chinois, tibétains, des yogi que Caycedo a connus au cours de son voyage sont présents. Ils animeront la première rencontre médecine d'Orient-médecine d'Occident qui succède au congrès de sophrologie.

La Société centrale de sophrologie, définitivement installée à Barcelone, transmet à tous les centres et écoles de sophrologie du monde les différentes techniques mises au point pour qu'ils les expérimentent à leur tour et communiquent les indications ou contre-indications constatées.

Le deuxième Congrès mondial a lieu en octobre 1975. Mille cinq cents délégués représentant plus de cinquante-cinq pays sont à nouveau réunis à Barcelone. Le point est fait sur un certain nombre de méthodes et la résolution est prise de mettre à la disposition du plus grand nombre les méthodes sophrologiques au moyen de l'entraînement sophrologique collectif qui peut être pratiqué par des groupes très importants.

Depuis lors, le troisième Congrès mondial, plus particulièrement consacré à la sophrologie sociale, s'est tenu à Bogota en août 1982 et le quatrième, sur le thème cerveau et conscience, s'est déroulé en novembre 1988 en Andorre. 1988 marque aussi le retour en Europe, après un long séjour en Colombie (81-88), de Caceydo qui consacre maintenant ses travaux à la sophrologie orthodoxe avec la prédominance de la phénoménologie.

3. Dr J. Rubio : *Contribucion al estudio del E.E.G. en sofrologia* (Barcelone, Publicaciones Universitarias, 1975).

CHAPITRE 2

DE L'HYPNOSE À LA SOPHROLOGIE

L'HYPNOSE

En mai 1972, à Paris, au premier Symposium de sophrologie médicale des pays de langue française (qui se tenait à l'amphithéâtre Charcot de l'hôpital de la Salpêtrière), le professeur Ramon Sarro rappelait que pour bien maîtriser un sujet, une matière et même une technique, il fallait bien connaître son passé, c'est-à-dire son histoire. C'est également ce que nous pensons et c'est pourquoi nous voulons commencer par retracer l'histoire des techniques et des méthodes qui ont conduit à la création de la sophrologie d'Alfonso Caycedo.
Qu'on le reconnaisse ou non, la sophrologie est née de et dans l'hypnose, au même titre d'ailleurs que les méthodes de relaxation.
L'hypnose est un fait historique, mais aussi un phénomène clinique passionnant à étudier pour tous ceux qui s'intéressent aux relations humaines, aux interactions entre les personnes, à la personne elle-même et donc pour tous ceux qui s'intéressent à la psychothérapie. L'hypnose, en effet, est historiquement à l'origine d'un grand nombre de techniques de psychothérapie comme la psychanalyse ou certaines méthodes de relaxation. Elle est aussi peut-être, comme l'écrit le professeur Henri Baruk, «à l'origine de la création

de la première doctrine psychosomatique en médecine», grâce à la théorie de Bernheim et de Babinski, qui voulait qu'«une idée inconsciente ou non, imaginée ou non, puisse donner lieu à des symptômes somatiques qu'elle crée[1].»
Peu de sujets ont déchaîné autant de passions et de controverses que l'hypnose. Cela tient non seulement à sa situation, au point de rencontre entre le psychique et l'organique, mais aussi, comme l'écrit l'hypnologue français Léon Chertok, à diverses raisons parmi lesquelles l'instabilité du phénomène hypnotique, sa subjectivité, l'inconstance de ses résultats, la relation hypnotiseur-hypnotisé et, surtout, l'absence de critères objectifs.

L'état hypnotique

Définir l'état hypnotique n'est pas chose simple. Toutes les définitions sont univoques en raison des a priori théoriques et conceptuels de leurs auteurs, qui situent le phénomène à un niveau psychologique, sociologique ou physiologique. Liébeault parle d'un sommeil provoqué avec exaltation de la suggestibilité et Bernheim le définit comme un état psychique particulier susceptible d'être provoqué et qui augmente à des degrés divers la suggestibilité. Pour Pavlov, le célèbre physiologiste russe, l'état hypnotique est un état situé entre la veille et le sommeil. Il s'agirait d'un état physiologique bien particulier du cerveau, ni état de vigilance, ni état de sommeil avec perte de conscience comme on l'a bien souvent cru.
En fait, l'état hypnotique est un état spécifique susceptible d'être étudié sous des angles différents mais pas nécessairement opposés ou contradictoires. Cet état s'accompagne de toute une série de phénomènes appelés phénomènes hypnotiques, qui vont de la sensation d'engourdissement et de somnolence aux hallucinations visuelles et auditives, en passant par des sensations de lourdeur avec impossibilité de bouger les membres, d'analgésie (perte de la sensibilité à la douleur), d'amnésie transitoire, de mouvements automatiques, etc.

1. H. Baruk: *l'Hypnose* (Paris P.U.F., coll. «Que sais-je?», 1972).

COMMENT HYPNOTISER

Le schéma de base d'une séance d'hypnotisation est pratiquement toujours le même et peut se diviser en quatre parties: les tests de suggestibilité, l'induction hypnotique, l'approfondissement de la transe et le réveil.

Les tests de suggestibilité
L'opérateur commence par tester le degré de suggestibilité de son sujet. Trois tests sont couramment utilisés: le procédé de Kohnstann, le test de balancement et le test des mains serrées.

— Dans le test de Kohnstann, l'opérateur demande au sujet, bras serrés le long du corps, d'appuyer son côté droit ou gauche très fort contre un mur. Lorsqu'il invite le sujet à s'éloigner du mur, on constate souvent que le bras comprimé se relève spontanément.

— Dans le test de balancement, l'opérateur demande au sujet de se tenir en position debout, pieds serrés, yeux fermés. Il se place derrière lui, pose ses deux mains sur ses épaules, lui intime l'ordre de tomber en arrière dès qu'il retirera ses mains. On voit alors le sujet se mettre à osciller progressivement jusqu'à tomber en arrière, plus ou moins brusquement en fonction de son degré de relaxation et de suggestibilité.

— Dans le test des mains serrées, souvent utilisé en groupe, l'opérateur demande au sujet de serrer fortement ses mains entrecroisées. Il compte ensuite jusqu'à cinq et lui déclare qu'il ne peut plus décroiser ses mains, ce qui se vérifie plus ou moins en fonction du degré de suggestibilité du sujet.
Il existe encore toute une série de tests de suggestibilité avec des échelles validées statistiquement ou non et fort utilisées dans les pays anglo-saxons. Ces tests servent déjà de préparation à l'induction hypnotique et, bien souvent, l'hypnotiseur passe de l'un à l'autre sans le faire remarquer au sujet.

L'induction à la transe hypnotique

L'induction hypnotique va consister à amener le sujet dans l'état hypnotique, c'est-à-dire lui faire fermer les yeux, garder une position immobile, atteindre un état plus ou moins profond de relâchement et d'assouplissement; là encore, chaque opérateur utilise ses techniques propres.

Les procédés d'hypnotisation n'ont guère changé depuis Liébeault et Bernheim. Parmi les techniques les plus utilisées, citons:

— La fixation visuelle d'un objet lumineux ou non. On demande au sujet de fixer intensément un objet placé à 25 cm de ses yeux et de concentrer toute son attention dessus.

— La simple suggestion verbale, fondée uniquement sur la parole et qui consiste à répéter une série de suggestions telles: «Vos paupières sont lourdes, de plus en plus lourdes, vos yeux se ferment», etc.

— Le métronome, où l'on utilise conjointement le tic-tac monotone de l'instrument et la suggestion verbale.

Certains opérateurs emploient des gadgets, des boules de cristal, des stimuli auditifs comme le bruit d'une cascade ou des stimuli visuels comme des cartes de couleurs, etc.

En général, l'opérateur recourt à la fois à la suggestion verbale et à un moyen matériel comme un stylo ou une boule.

La plupart des hypnotiseurs insistent fortement sur cette induction hypnotique et en vérifient généralement l'effet en déclarant au sujet qu'il ne peut ouvrir les yeux. À partir du moment où le sujet n'est plus capable d'ouvrir les yeux, on peut considérer qu'il est en état d'hypnose.

L'approfondissement

L'induction hypnotique obtenue (yeux fermés, bon état de relâchement de l'ensemble du corps), il faut approfondir cet état. L'opérateur va y parvenir par une suite quasi ininterrompue de suggestions d'approfondissement du sommeil, entrecoupées de questions visant à vérifier le niveau de profondeur.

Parmi les phénomènes suggérés, on notera:

— la catalepsie, ou mise en tension d'un membre du sujet et perte de la capacité d'effectuer des mouvements volontaires;

— la paralysie : le sujet ne peut plus bouger mains ou jambes ;
— les mouvements automatiques : le sujet exécute, sur ordre de l'opérateur, toutes sortes de gestes non contrôlés ;
— l'analgésie suggérée : le sujet ne sent plus sa main même si on la pique ou la pince ;
— la sensibilité exagérée au froid, par exemple en lui faisant évoquer une situation de banquise, alors que c'est la canicule ;
— les phénomènes hallucinatoires ;
— les suggestions posthypnotiques ;
— l'amnésie posthypnotique, période pendant laquelle le sujet peut oublier tout ou partie de ce qui s'est passé avant ou pendant la séance.

Ces différents phénomènes réalisés ou non, la séance se termine par des ordres posthypnotiques, généralement à visée thérapeutique. Exemple : « Vous ne fumerez plus. »

Le réveil

Il est important, sous peine d'enregistrer des phénomènes désagréables, d'annuler chaque ordre hypnotique (après qu'il a été réalisé) avant de passer au suivant et d'amener le sujet à se réveiller très progressivement.

Chaque hypnotiseur a sa technique personnelle de réveil ; l'essentiel est que celui-ci s'effectue toujours de manière progressive.

Les critères

Pour savoir si un sujet est ou non en état d'hypnose, il existe des critères subjectifs et des critères objectifs.

1. *Les critères subjectifs servent de tests de vérification en cours d'hypnotisation.*

Pour Childers et Kauders (cité dans Chertok), le meilleur critère est la vérification des suggestions en cours d'hypnotisation : lourdeur, catalepsie, anesthésie, amnésie. C'est le processus qu'utilisent la plupart du temps les hypnotiseurs et qui constitue une des caractéristiques fondamentales de l'hypnose. Il existe aussi des tests à réaliser en cours d'hypnotisa-

tion qui permettent de vérifier l'état de profondeur de la transse hypnotique.
Davis et Husband (cité dans Chertok) ont créé une échelle de profondeur qui comporte cinq stades: le stade réfractaire, le stade hypnoïde, la transe légère, la transe moyenne et la transe profonde. Cette échelle est elle-même divisée en trente degrés différents mettant en parallèle les suggestions réalisables aux différents stades. Liébeault, quant à lui, distingue dix états, et Bernheim, neuf. Il faut encore citer les échelles de Lecron et Bordeaux, ainsi que celle de Duprat (cité dans Rager).
La plupart des hypnotiseurs classiques s'accordent pour dire que les résultats thérapeutiques sont fonction du degré de profondeur de la transe. Toutefois, des travaux récents ont montré que le résultat thérapeutique n'est pas fonction du degré de profondeur de l'état hypnotique mais du degré de suggestibilité. Les échelles ne correspondent pas toujours à la réalité. Le parallélisme entre degré de profondeur et phénomène suggestif n'existe pas. On peut parfois obtenir une anesthésie, ou plus exactement une analgésie, dans des états de transe légère, ce qui est contraire aux assertions des hypnotiseurs classiques.

2. *Les critères objectifs sont généralement décevants parce que souvent contradictoires.* Il existe peu d'études sérieuses sur le sujet, les auteurs ayant pratiqué leurs recherches dans des conditions expérimentales souvent très différentes les unes des autres, ne permettant pas la comparaison entre elles.
Sur le plan musculaire, on trouve principalement dans l'état hypnotique de l'hypotonie (diminution du tonus musculaire) et de la catalepsie. Sur le plan de la sensibilité, on note souvent une augmentation du seuil de l'excitabilité et des modifications neuro-végétatives tels le ralentissement du pouls, le ralentissement de la respiration, une légère diminution de la tension artérielle, etc. Au niveau électro-encéphalographique, les résultats sont absolument contradictoires.
Trois tendances cependant se dessinent. Certains résultats assimilent l'hypnose au sommeil, d'autres ne montrent pas de

différences significatives avec l'état de veille, d'autres encore présentent des tracés d'état intermédiaire entre la veille et le sommeil. Toutes ces corrélations physiologiques sont peu caractéristiques, donc non spécifiques et peu significatives. Il est évident que ces critères dits objectifs ne peuvent pas servir de critères absolus.

Qui peut hypnotiser, qui peut être hypnotisé?

Si l'on accepte, avec Weitzenhoffer, que la suggestibilité est un phénomène universel et que «hypnotisabilité» et suggestibilité sont identiques, tout le monde est hypnotisable. En fait, Bramwell (cité dans Chertok), après une étude scientifique, estime que 78 à 97 % des adultes sont hypnotisables. Le problème nous semble cependant dépendre à la fois de la personnalité des deux partenaires, de la technique employée, de la compétence de l'hypnotiseur, du degré de profondeur obtenu et des circonstances de temps et d'environnement. Ainsi, si certains sujets plongent très facilement dans un état de somnambulisme, d'autres demeurent cependant totalement réfractaires.

La pratique montre que les sujets sont généralement fixés à un certain degré de profondeur qu'on obtient en une à six séances. Au-delà de ces séances, rares sont les sujets qui approfondiront la transe. La profondeur de degré obtenue peut cependant varier d'une séance à l'autre et au cours de la séance elle-même. En fait, à condition d'être d'accord de façon consciente ou inconsciente, tous les individus sont, a priori, hypnotisables, bien qu'à des degrés différents. Il suffit de trouver la technique appropriée en fonction de la compétence de l'hypnotiseur et de la personnalité du sujet. S'il est vrai que tout le monde est hypnotisable, nous pensons aussi que tout le monde est capable d'hypnotiser. Il n'y a là rien de magique. Il suffit d'apprendre les techniques d'hypnotisation. Toutefois, en raison des résonances psychophysiologiques de l'hypnose, il nous semble que celle-ci doit être réservée à des praticiens spécialement formés sur les plans physiologique et psychologique.

LES APPLICATIONS THÉRAPEUTIQUES

Il existe deux grands types d'utilisation thérapeutique de l'hypnose : les thérapies par l'hypnose et les thérapies sous hypnose.

1. *La thérapie par l'hypnose* se suffisant à elle-même, en cure de courte ou de longue durée, espère profiter de ce sommeil provoqué pour rééquilibrer le fonctionnement psychosomatique de l'individu. C'est en quelque sorte l'équivalent des cures de sommeil où l'on ne recherche comme effet thérapeutique qu'un apaisement momentané, une sorte de mise à l'écart transitoire mais rééquilibrante. C'est cet effet que visent principalement les méthodes de relaxation.

2. *Les thérapies sous hypnose* comprennent une action thérapeutique, par l'emploi des suggestions, et une disparition éventuelle des symptômes, par le biais de ce que l'on appelle la prise de conscience. C'est ainsi que se sont développées des méthodes d'inspiration psychanalytique comme l'hypnoanalyse ou l'hypnocatharsis. Ces méthodes profitent du sommeil artificiel pour faire revivre au patient les événements refoulés et le libérer ainsi de conflits ou de traumatismes anciens.

Les thérapies sous hypnose ont également été utilisées en groupe, sous forme d'hypnose de groupe, voire d'hypnodrame, selon les techniques mises au point par Moreno.

L'hypnothérapie a été appliquée à presque toute la pathologie humaine. Au départ, elle était d'ailleurs surtout utilisée par des médecins généralistes et puis par des non-médecins. Peu à peu, ces techniques ont été reprises en main par les psychiatres. Le domaine d'élection de l'hypnose reste cependant les maladies psychosomatiques. L'hypnose classique est de moins en moins employée sinon à des fins expérimentales ou didactiques, et parfois, mais très rarement, en thérapie de

relais ou d'urgence chez des patients réfractaires à tout autre forme de traitement.
L'hypnose est une thérapie difficile à appliquer, fatigante pour l'hypnotiseur. La relation de dépendance qu'elle implique du sujet vis-à-vis de l'opérateur est fréquemment mal acceptée. Ses succès sont parfois réels, mais toujours inconstants et souvent peu durables.

À une époque où apparaissent les théories freudienne et jungienne sur l'inconscient, les thérapies directives et, par conséquent, l'hypnose, sont remises en question puisque adressées seulement au conscient. Il ne s'agit plus d'imposer au patient ses propres idées mais bien de l'amener de manière non directive, c'est-à-dire très personnelle, à prendre conscience de ses propres conflits psychiques et de l'amener ainsi (selon Jung) à une certaine individuation. Tant que son noyau inconscient n'est pas libéré, aucun ordre adressé seulement au conscient ne sera efficace. L'hypnose ne guérit que le symptôme : un alcoolique guéri de son alcoolisme par ordre hypnotique risquera de devenir opiomane (par exemple).
L'hypnose est utilisée aussi bien chez l'adulte que chez l'enfant à partir de cinq ou six ans, mais il faut signaler que le but thérapeutique de la plupart des méthodes hypnotiques est en fait l'auto-hypnose, ce qui se vérifiera bien par l'éclosion des méthodes de relaxation.

Les conceptions modernes

À l'heure actuelle, chaque école donne une explication à partir de sa position conceptuelle.
Aucune théorie ne semble satisfaisante. Deux raisons à cela : l'a priori théorique, d'une part, et, d'autre part, le manque d'objectivité lorsqu'il s'agit de sentiments, au contraire des phénomènes organiques. On ne peut pas comparer psychologique et somatique. On ne peut pas suivre objectivement un phénomène subjectif : or l'hypnose présente à la fois des phénomènes objectifs mais aussi subjectifs (modifications de la tension artérielle et modification de la suggestibilité, par

exemple). La tension artérielle n'est pas une mesure de la suggestibilité. Pourtant, tout le monde s'accorde pour dire qu'il y a «quelque chose», et c'est ce quelque chose qui suscite tant de passions et tant d'explications. Comme le rappellent J. Kress et M. Ritter, «toutes les doctrines proposent une explication théorique mais aucune d'entre elles ne peut rendre compte de tous ces aspects et chacune s'en montre insatisfaite. Sans exception, toutes les théories se sont heurtées à la dualité psychosomatique dont l'hypnose fait apparaître le caractère insoluble». Certains auteurs privilégient exclusivement la physiologie ou la psychologie; d'autres adoptent une position plus nuancée. Trois grands courants se dessinent, les théories issues de la neurophysiologie, celles de la psychologie expérimentale et, enfin, les théories psychanalytiques, voire psychosociologiques.

Les théories neurophysiologiques
Pour Pavlov et son école, l'état hypnotique est un état situé entre la veille et le sommeil, un sommeil partiel réparti sur trois phases hypnoïdes (les phases dites d'égalisation, paradoxale et ultra-paradoxale) résultant d'une inhibition cérébrale partielle avec persistance de points vigiles permettant la communication entre l'hypnotiseur et l'hypnotisé.

Les théories inspirées de la psychologie expérimentale
Pour Hull, psychologue du comportement, il s'agit d'un procédé destiné à inhiber les processus symboliques propres du sujet, de façon à accepter les stimulations symboliques de l'hypnotiseur et permettre à celles-ci de se traduire en actes, théorie à rapprocher de la loi de l'idéo-dynamisme de Bernheim selon laquelle une idée, sous certaines conditions, peut se transformer en mouvement, c'est-à-dire que le processus hypnotique tend à inhiber les processus mentaux personnels de l'hypnotisé pour les remplacer par ceux de l'hypnotiseur. White insiste sur le rôle de la motivation, qui consiste finalement à se comporter comme l'attend l'hypnotiseur[2].

2. R.W. White: «An Analysis of Motivation in Hypnosis», in *the Journal of Psychology,* 1941-24, 145-162.

Sarbin montre l'importance de la fonction ludique dans l'établissement de l'état hypnotique[3]...
Orne[4], s'inspirant des idées de White et de Sarbin, montre qu'il existe un fond spécifique socioculturel et que l'hypnose de maintenant n'est plus celle de jadis et ainsi de suite. Il parle même de «folie à deux», l'hypnotiseur et l'hypnotisé jouant chacun le rôle qu'on attend d'eux et ce en fonction du milieu socioculturel.
D'autres auteurs (Barber, Weitzenhoffer), s'inspirant des travaux de Bernheim, ont voulu assimiler hypnose et suggestion et montrer que les suggestions hypnotiques pouvaient se réaliser à l'état de veille chez des sujets prédisposés. Ils ont cependant fini par accepter qu'il y avait quand même «quelque chose de plus».
Citons enfin, à la suite des travaux de Janet, les théoriciens de la «dissociation», théorie suivant laquelle certains courants de conscience peuvent se détacher et assurer une activité automatique. Ces théories dérivent des études sur la double personnalité. Ils préparent les travaux de Freud sur l'inconscient, sans utiliser ce terme.

Les théories psychanalytiques
Ferenczi (1909) parle de l'hypnose maternelle, fondée sur l'amour (un enfant, par amour pour sa mère, va lui faire plaisir, dans sa phase œdipienne, pour remplacer son père) et l'hypnose paternelle (peur du gendarme), fondée sur la crainte. Il s'agit donc pour lui d'une réactivation du conflit œdipien. Dans un processus de thérapie, le patient peut vivre le thérapeute comme une mère (douce) ou comme un père (autoritaire).
Freud (1921) insiste sur le rôle de l'érotisation et sur la soumission à l'hypnotiseur. C'est la prise de conscience de cette érotisation et des dangers qu'elle présente qui a poussé Freud et la plupart des psychanalystes à abandonner l'hypnose.

3. T.R. Sarbin et W.C. Coe: *A Social Psychological Analysis of Influence Communication* (New York, Holt, Rinchart and Winston, 1972).
4. M.T. Orne: «The Nature of Hypnosis», in *Journal of Abnormal and Social Psychology*, 1959-58, 277-299.

Nombreux sont les psychanalystes qui ont apporté leur contribution à l'édification d'une théorie explicative de l'hypnose et, parmi ceux-ci, Chertok cite Schilder, Jones, Fenichel, Nacht, Ida Macalpine, Meares, Fischer, Wolberg... Tous, finalement, ont insisté sur la nature relationnelle, transférentielle, libidinale et régressive de l'hypnose.
Kubie et Margolin (1944), articulant psychanalyse et physiologie, ont montré la possibilité d'obtenir un état régressif par des manipulations sensori-motrices: si on met un sujet dans une ambiance sans stimuli sensoriels et moteurs ou, au contraire, en exagérant les stimuli, le sujet se trouve docile comme un enfant.
C'est à la suite de ces idées, et après les travaux de recherches portant sur plus de vingt ans, que Gill et Brenman, en 1959, ont intégré physiologie, psychanalyse et psychologie expérimentale. L'hypnose est pour eux un processus régressif qui peut être déclenché par une réduction de l'activité mentale et sensori-motrice ou par la création d'une relation de dépendance avec l'hypnotiseur. L'une de ces activités impliquerait d'ailleurs automatiquement l'autre.
Au vu de ces travaux, l'hypnose est vécue d'un point de vue psychologique comme un retour à un comportement immature et infantile, ce qui amène une satisfaction de nature infantile. D'un point de vue physiologique, elle crée toute une série de modifications sensori-motrices. Ces phénomènes psychophysiologiques peuvent être simultanés ou découler l'un de l'autre.

La théorie éthologique

A. Demaret, à Liège, a proposé une explication de l'hypnose qui s'inspire de l'étude du comportement (éthologie) des animaux et compare l'hypnose à la «tendance à suivre» des jeunes animaux.
On a remarqué, en effet, que les animaux avaient tendance à suivre leur mère.

En conclusion

Ce chapitre met en évidence l'évolution des idées et des concepts qui ont engendré les conceptions actuelles sur l'hypnose.

On peut constater que, si les théories initiales ont été l'œuvre de chercheurs français, les conceptions modernes sont presque toutes d'origine anglo-saxonne.
Il en va de même dans la pratique, où l'hypnose est quasiment abandonnée en Europe (encore que l'on enregistre actuellement un certain regain d'intérêt pour le phénomène hypnotique). Cet abandon de l'hypnose peut s'expliquer par le fait qu'elle a donné naissance aux méthodes de relaxation et maintenant à la sophrologie. Toutes méthodes qui sont à l'évidence culturellement plus acceptables et plus efficaces sur le plan thérapeutique.

LES MÉTHODES DE RELAXATION

Pour le commun des mortels, se relaxer c'est se détendre, c'est substituer à la notion de travail la notion de loisir. La préoccupation du médecin va plus loin. En scientifique, il va chercher à ériger des systèmes spécifiques de détente dans un but bien sûr préventif mais aussi thérapeutique. Car s'il est vrai que, pour la plupart des individus, un changement d'activités, des loisirs agréables peuvent servir de moyen de détente, pour les personnes malades, ces moyens sont insuffisants.

Les docteurs Geismann et Durand de Bousingen donnent de la relaxation plusieurs définitions. «La relaxation est une technique de recherche d'un repos le plus efficace possible en même temps que d'économie des forces nerveuses mises en jeu par l'activité générale de l'individu»; ou encore «une tentative de se libérer physiquement, mais aussi moralement, intellectuellement et affectivement d'une contrainte.»
La relaxation, c'est donc un moyen, une technique médicale par laquelle on met au repos son corps et son esprit. C'est un moyen efficace, pas toujours inoffensif, plus ou moins facile, d'éviter — ou de traiter — toute une série de déséquilibres physiques, moraux et psychiques. De nombreuses méthodes

médicales de relaxation ont été mises au point. On peut les diviser en deux groupes bien distincts. D'une part, les méthodes d'origine physiologique, où entrent surtout en jeu les fonctions musculaires et leur mobilisation passive ou active, d'autre part, les méthodes plus psychologiques, où sont surtout sollicitées les fonctions psychiques. Les méthodes physiologiques dérivent presque toutes de la technique d'E. Jacobson, les méthodes psychologiques, du training autogène de J.H. Schultz.

LE TRAINING AUTOGÈNE DE SCHULTZ

La méthode du training autogène, encore appelée par son auteur «méthode de relaxation par auto-décontraction concentrative», est née des recherches sur le sommeil et sur l'hypnose d'Oskar Vogt et de Korbinian Brodman réalisées entre 1894 et 1903 à l'Institut de neurobiologie de Berlin. Oskar Vogt avait observé que certains patients, ayant subi de nombreuses séances d'hypnose, étaient capables par eux-mêmes de se replonger dans un état similaire. Au cours de cet état d'auto-hypnose apparaissaient des sensations de lourdeur et de chaleur accompagnées d'un effet remarquable de récupération. Oskar Vogt remarquait aussi que ces exercices mentaux, pratiqués plusieurs fois par jour, réduisaient de façon notable les effets de stress de la fatigue et de la tension. Il appelait cette méthode «l'auto-hypnose de repos prophylactique». Vogt, Brodman, Schultz sont tous des élèves de Otto Binswanger.

La découverte de Schultz

Schultz, médecin généraliste, neurologue, psychiatre et psychothérapeute, avait découvert, en cherchant une méthode opposée à l'hypnose, c'est-à-dire sans suggestion et sans lien de dépendance entre l'hypnotiseur et l'hypnotisé, «la possibilité, pour certains individus cultivés et à l'esprit critique, d'entrer dans l'état particulier d'hypnose par une

action volontaire et personnelle». À cette époque, comme nous l'avons déjà dit, l'hypnose était un des traitements les plus utilisés pour les troubles nerveux. L'hypnose réalisait un état de déconnexion physique et mentale mettant l'organisme au repos et permettant l'utilisation de la suggestion à visée thérapeutique.
En procédant à de nombreuses séances d'hypnose, le professeur Schultz avait remarqué, comme l'avait déjà fait son maître, Oskar Vogt, qu'au début de l'induction hypnotique, les patients éprouvaient avec une régularité constante une série de sensations corporelles amenant cet état de déconnexion qu'est l'état hypnotique. Il eut alors l'idée de faire éprouver a priori ces sensations corporelles à ses patients de façon à les mettre dans un état voisin de l'hypnose. Il eut l'agréable surprise de constater que les résultats confirmaient ses prévisions. Le principe de la méthode de Schultz consiste donc en des exercices physiologiques rationnels déterminés (sensations de lourdeur, sensations de chaleur, etc.), destinés à mettre l'esprit et le corps au repos. La méthode de Schultz est une méthode personnelle, «responsable», d'entraînement à l'auto-hypnose, réduisant au minimum la suggestion provoquée par un opérateur. Elle peut être appliquée à une très large variété de désordres physiques et psychiques.

Les phases du training autogène
Dans le training autogène, quatre phases d'approche thérapeutique peuvent être distinguées: l'entraînement aux exercices standards, les modifications autogènes, l'entraînement à la méditation autogène, les méthodes de neutralisation autogène.

1. *L'entraînement autogène standard,* plus généralement appelé cycle inférieur, comprend une série de six exercices dont les deux premiers sont les plus importants. Il s'agit, au cours de ces exercices, de faire éprouver au patient, graduellement, une série de sensations corporelles. Le patient est placé dans une ambiance calme et dans une position

adéquate, de manière que ses muscles soient détendus. Trois positions sont conseillées, la position assise sur une chaise (encore appelée position «en cocher de fiacre»), la position allongée sur un divan, bras et jambes vers l'extérieur, la position assise dans un fauteuil.
Le patient doit alors fermer les yeux et se concentrer mentalement sur une partie de son corps d'abord, sur tout le corps ensuite et y rechercher la sensation de lourdeur, par exemple. Cette sensation une fois éprouvée, il va la formuler mentalement, en pensant, par exemple: «Mon bras ou mon corps est lourd, tout à fait lourd» et ainsi de suite. Cet exercice doit se pratiquer sans insister si la sensation n'est pas immédiatement perçue, dans l'attitude mentale de passivité encore appelée «de concentration passive», et sous la direction d'un médecin expérimenté, lui-même entraîné à la méthode de Schultz. La concentration passive s'oppose à la concentration active et signifie que le sujet accepte l'idée que le résultat à atteindre ne s'obtiendra pas rapidement et que, s'il n'est pas bon aujourd'hui, il le sera demain ou un autre jour. Le patient doit réaliser cet exercice quotidiennement deux ou trois fois, le temps qu'il y consacre variant de trois minutes à une demi-heure en fin d'entraînement.
La consultation du médecin va servir à contrôler les progrès, à encourager le sujet et à donner des directives pour une plus grande décontraction. Après un temps variable, de deux à six mois, le patient est capable de se plonger très rapidement dans un état de déconnexion totale, physique et mentale, sorte d'état second situé entre la veille et le sommeil, l'état autogène. Il en résulte un état de bien-être physique et mental dont les effets peuvent se prolonger plusieurs heures après l'exercice. Lorsque le patient est capable de se mettre en état de relaxation totale, encore appelée par Schultz «déconnexion organismique», il est possible d'introduire des exercices plus spécifiquement attachés à certains troubles.

2. *Les méthodes de modifications autogènes:* J.H. Schultz a, en collaboration avec Wolfgang Luthe, ajouté une série

d'exercices complémentaires à visée thérapeutique plus élaborée qu'il a appelés «modifications autogènes». Il divise ces exercices de modifications autogènes en deux catégories: les formules organo-spécifiques (F.O.S.), qui agissent physiologiquement dans une zone donnée, et les formules intentionnelles (F.I.), qui agissent plus particulièrement sur les fonctions psychiques.

Les formules organo-spécifiques renforcent l'effet des exercices standards que sont la pesanteur, la chaleur ou encore le rafraîchissement du front et sont pratiquées en combinaison avec ceux-ci dès que le patient a bien maîtrisé ses formules d'exercices standards. Les formules se recherchent et se pratiquent en accord avec les données fournies au cours des entretiens entre le relaxé et le thérapeute. Il faut adapter chaque formulation à chaque cas et à chaque patient. Luthe présente, dans son livre, un cas de rhinite spasmodique où le patient sera appelé à formuler: «Mon nez est frais.» Dans un cas d'énurésie, le patient dira par exemple: «Ma vessie est chaude.»

Les formules intentionnelles sont des formules d'auto-suggestion à visée psychothérapique. Luthe en distingue principalement trois types: les formules de neutralisation, de renforcement et d'abstinence.
— Les formules de neutralisation sont plutôt utilisées dans les cas d'idées fixes ou obsessionnelles. Un patient obsédé par la masturbation sera amené à formuler: «La masturbation m'est complètement indifférente.»
— Les formules de renforcement vont renforcer une action positive, par exemple, le sommeil. Dans ce cas, le sujet sera amené à formuler: «J'ai envie de dormir.»
— Les formules d'abstinence sont des formules intentionnelles destinées à faciliter l'abstention d'une drogue, d'alcool, de tabac. Par exemple: «Je sais que j'évite de boire une simple goutte d'alcool, en tout temps, en toutes circonstances, en n'importe quelle situation. D'autres

boivent, mais moi, l'alcool ne me plaît pas.»
Il existe toute une série de formules intentionnelles à appliquer en fonction du trouble présenté.

3. *La méditation autogène,* plus communément appelée «cycle supérieur», se pratique dès que le patient a bien maîtrisé les exercices standards du training autogène et qu'il est capable de plonger rapidement, quasi instantanément dans l'état autogène. Généralement, cette méditation autogène ne peut avoir lieu qu'après deux ans de maîtrise des exercices standards et ne peut se faire qu'en association avec un relaxothérapeute formé à la thérapie psychanalytique. Il s'agit d'une méthode de méditation mentale qui va permettre très progressivement d'aborder les problèmes existentiels fondamentaux de l'individu et devenir une sorte de psychanalyse.
La méditation autogène comprend sept exercices de méditation: dans le premier, le sujet apprend à visualiser mentalement les couleurs; dans le second, il apprend à sélectionner mentalement les couleurs désirées et à apprécier son choix; au cours du troisième, il va visualiser des objets concrets puis des objets abstraits; le quatrième et le cinquième exercice consistent à expérimenter le choix d'une sensation; le sixième, la visualisation d'autres personnes, enfin, dans le septième, que Schultz appelle «les réponses de l'inconscient», le sujet prend conscience des divers aspects refoulés de la conscience.
On comprend aisément que cette méditation ne puisse être pratiquée sans l'aide d'un guide compétent, connaissant tout à la fois la méditation autogène et la psychanalyse.

4. *La méthode de neutralisation autogène* comprend l'abréaction autogène et sa verbalisation autogène.
La méthode d'abréaction autogène dérive des études sur le processus de décharges autogènes qui apparaissent durant les exercices standards. Luthe avait remarqué en effet que, lors de la pratique régulière du training autogène, des patients

plongés dans l'état autogène exprimaient d'autres sensations que celles directement liées aux exercices standards. C'est ainsi que certains patients décrivaient des sensations de picotements, de chatouillements des extrémités, de dépersonnalisation, de sensibilité exagérée et bien d'autres encore. Pour Luthe, ces sensations, appelées décharges autogènes, seraient en fait nécessaires et permettraient au cerveau de se décharger de manière préventive et curative. Elles correspondraient à une énergie accumulée dans le cerveau et qui, emmagasinée trop longtemps, pourrait ressortir sous forme de symptômes ou de troubles fonctionnels. L'état autogène permettrait à cette énergie de se résorber sans dommage. Luthe propose alors au patient de pratiquer régulièrement le training autogène, de se placer dans l'état autogène par les formules standards et la concentration passive pour prendre ensuite ce qu'il appelle l'attitude de la «carte blanche».
L'attitude de la carte blanche va consister pour le sujet à se déconnecter mentalement et à se placer en spectateur vis-à-vis de ses propres sensations et de son propre corps, sans aucune directivité. Il est ensuite demandé au sujet de décrire ce qu'il ressent, ce qu'il éprouve dans cet état autogène.
Luthe fait la différence entre l'abréaction autogène, où le rôle du thérapeute se limite à étudier les résistances, et la verbalisation autogène, qui vise à neutraliser les abréactions autogènes les plus gênantes. Dans l'abréaction autogène, le sujet dit avoir des picotements, par exemple (liés à un conflit avec sa mère). Dans la verbalisation, on essaie de mettre en rapport ces réactions sensorielles avec les conflits profonds.

Les applications

Le training autogène, méthode d'entraînement personnel à la relaxation, peut être utilisé à titre préventif mais aussi et surtout en médecine psychosomatique et, bien sûr, en psychothérapie. Cette méthode a été pratiquée avec succès dans les troubles neurofonctionnels, tels que céphalées (maux de tête), palpitations, hypertension, dysménorrhée (règles douloureuses), états d'angoisse, insomnie, tremblements, névralgies, etc.

D'excellents résultats ont été obtenus dans certains cas d'asthme bronchique, d'ulcère à l'estomac, de troubles digestifs ; également dans des cas de tics, de bégaiement, de crampes de l'écrivain, de trac en public. Enfin, des succès ont été enregistrés dans des cas d'impuissance masculine, de frigidité, de masturbation névrotique et de douleurs de la région génitale chez la femme. Le training autogène est indiqué dans bien d'autres affections, et les exemples d'applications pratiques bénéfiques sont de plus en plus nombreux. Enfin, le training autogène a été utilisé comme complément de l'entraînement sportif pour la préparation aux Jeux Olympiques et, au niveau des entreprises, en remplacement ou comme adjuvant de la gymnastique de pause, dans un but de récupération, de détente et, par conséquent, de meilleure efficacité professionnelle.

En conclusion
La méthode du training autogène de J.H. Schultz est une méthode d'entraînement personnel à l'auto-hypnose, utile pour le praticien lui-même et, bien sûr, pour un bon nombre de patients, comme nous venons de le montrer.
Signalons cependant que, pour Luthe, cette méthode d'entraînement plonge le sujet dans un état de déconnexion organismique voisin de l'état hypnotique mais non similaire. Il s'agirait donc d'une méthode née de l'hypnose mais non hypnotique. Le débat reste cependant ouvert, l'objectivation de ces états étant extrêmement difficile. Le training autogène exige un relaxothérapeute expérimenté, bien souvent psychothérapeute et médecin. Bien que de nombreux kinésithérapeutes et psychologues utilisent cette méthode, nous pensons que seul un médecin formé à la physiologie et à la psychologie, voire à la psychanalyse, peut en tirer toutes les possibilités.
Curieusement, cette méthode a été pratiquée surtout dans les pays européens comme l'Allemagne et la France, où l'hypnose classique avait été abandonnée. Elle avait jusqu'à présent peu de succès dans les pays anglo-saxons, plus favo-

rables à l'hypnose, où pourtant est née une méthode que l'on peut qualifier d'antihypnotique: la méthode de relaxation progressive d'Edmund Jacobson.

LA RELAXATION D'EDMUND JACOBSON

La méthode de relaxation d'Edmund Jacobson coïncide dans le temps avec celle de J.H. Schultz. Elle veut cependant s'en écarter complètement, rejetant toute idée de suggestion et, par conséquent, d'hypnose. Refusant de se joindre aux théories psychanalytiques, elle choisit délibérément de se fixer à un niveau purement physiologique. Jacobson en fait pourtant une véritable méthode de psychophysiothérapie. Il publie en 1938 un premier livre intitulé «la Relaxation progressive», dans lequel il explique ses idées scientifiques, livre suivi par un autre ouvrage, pour le grand public: «You Must Relax» («Vous devez vous relaxer»). Dans son dernier livre, «le Traitement moderne des patients tendus», Jacobson écrit: «Les médecins ont affaire à des patients tendus. Cela est souvent vrai sans qu'ils en prennent conscience, leur attention se portant plus sur les plaintes du patient que sur son comportement... Or la majorité des patients ont leurs symptômes à cause de leur état de tension assez excessif, associé ou non à des symptômes organiques[5].» Il parle ensuite de l'échec des méthodes suggestives et hypnotiques, les rejetant, ainsi que la méthode psychanalytique. Pour Jacobson, la dépendance du patient n'est pas souhaitable. Il faut rendre ce dernier responsable et ne pas lui offrir de garantie d'efficacité. Jacobson, en scientifique et en rationaliste, veut apprendre au patient à s'observer et à s'assurer de ses expériences subjectives au moyen de mesures objectives. Pour cela, il met au point un appareil, l'électroneuromyomètre, qui permet, en mesurant le degré de contraction musculaire, d'objectiver le degré de contraction ou de décontraction du patient.
Jacobson pense qu'il existe une relation entre le vécu émotionnel et le degré de tension musculaire. Grâce à l'élec-

5. E. Jacobson: *Modern Treatment of Tense Patients* (Springfield, Thomas, 1970).

troneuromyomètre, il peut montrer que le simple fait de penser qu'on va agir entraîne automatiquement des variations de tension musculaire dans la sphère envisagée. Ainsi, l'intention de parler entraîne des contractions musculaires minimes dans le larynx et dans les muscles de la face. Si, à cette tension d'activité, s'ajoute une forte émotivité créée par une peur incontrôlée, cette tension va croître dans des proportions indésirables.

Ce sont ces tensions continues et répétées qui finissent par causer de nombreux troubles psychosomatiques chez les patients hypertendus, physiquement et psychiquement. Jacobson crée donc une méthode dont le but est la réduction volontaire du tonus musculaire au repos : c'est la méthode de relaxation progressive.

La relaxation, pour Jacobson, ce n'est pas apprendre à dormir ou à se reposer mais, au contraire, apprendre à se conduire plus efficacement, avoir une meilleure économie d'énergie pour un meilleur rendement. Il propose au patient d'arriver à un état de relaxation par la double prise de conscience :

— de la sensation provoquée par une contraction musculaire ;
— de la sensation provoquée par la détente musculaire.

L'apprentissage de la contraction et de la décontraction doit se faire région par région, muscle par muscle, pour arriver à une relaxation complète et progressive. Chaque séance dure environ une heure, divisée en séquences de plusieurs minutes.

Pour Jacobson, il n'y a pas d'exercices de relaxation. Comme il le dit lui-même : « Ne vous tendez pas pour vous détendre ». Au lieu d'utiliser le mot de relaxation, il préfère donner à ses patients l'ordre de ne rien faire, ce qui semble, malgré tout, très négatif.

Voici un extrait de son dernier livre sur le traitement moderne des patients tendus : « Choisissez une pièce calme, libre de toute intrusion et d'appels téléphoniques.

1. Couchez-vous sur le dos, les bras sur le côté, et laissez vos yeux ouverts pendant trois ou quatre minutes.
2. Fermez ensuite graduellement les yeux, gardez-les fermés pendant l'heure de détente.

3. Après trois ou quatre minutes les yeux fermés, relevez votre main vers l'arrière en la tendant, et vous observez la sensation de tension pendant une ou deux minutes, en remarquant bien comme elle diffère dans le poignet, dans les doigts et dans l'avant-bras.
4. Ne faites rien pendant trois ou quatre minutes, à nouveau.
5. Vous relevez à nouveau la main, comme précédemment, pendant une ou deux minutes.
6. Encore une fois, vous ne faites rien pendant trois, quatre minutes.
7. Vous relevez à nouveau votre main pour la troisième et dernière fois, en observant la sensation de tension pendant une ou deux minutes.
8. Finalement, vous ne faites plus rien jusqu'à la fin de l'heure[6].»

Jacobson divise cet apprentissage de la détente du bras en plusieurs périodes, faites de mouvements et de tensions différents, avec chaque fois prise de conscience. Les membres supérieurs entraînés, le sujet passe à la détente des membres inférieurs, puis à l'apprentissage de la détente des muscles du tronc, des muscles de la nuque et, finalement, de la région de la tête. Cet apprentissage se fait en position allongée sous le contrôle du médecin. Il peut être pratiqué en cure prolongée ou en cure abrégée.

Jacobson fait ensuite exécuter ces exercices en position assise. Puis il leur ajoute ce qu'il appelle «la méthode de relaxation différentielle».

La relaxation différentielle consiste à effectuer le minimum de contractions musculaires indispensables à l'exécution d'un acte, tandis que tous les autres muscles ne servant pas pour réaliser cet acte sont relâchés.

Cet apprentissage de la relaxation progressive, puis de la relaxation différentielle, va se prolonger par une mise en application pratique de ces techniques de contraction-détente aux actes de la vie courante. On commencera, par exemple, par des exercices d'articulation et de verbalisation dans la

6. Idem.

détente pour étendre finalement ces exercices à toute la vie quotidienne.
L'apprentissage de ces différentes techniques est long; il nécessite deux ou trois séances d'une heure par semaine sous contrôle du relaxothérapeute.
Pour répondre «à notre civilisation de presse-bouton de type industriel», Jacobson a mis au point une méthode abrégée de relaxation progressive et une méthode qu'il appelle «de contrôle opérationnel de soi-même». Procédant par analogie avec l'automobile, il déclare que le sujet est à la fois son propre véhicule et son propre conducteur. Il va donc lui apprendre, par cette méthode, le contrôle de la sensation plutôt que la conscience de la sensation: «Je sens la tension musculaire de mon bras, elle est douloureuse ou non, je peux la modifier.» Il s'agit là davantage, selon nous, de nuances que d'un véritable changement, les exercices demeurant identiques dans les différentes méthodes.

Les moyens de contrôle
Le relaxothérapeute contrôlera lors de chaque séance l'état de détente du sujet par une vérification objective, en surveillant l'immobilité totale des doigts, du visage ou des globes oculaires, en vérifiant si la respiration est régulière et en palpant l'abdomen pour sentir s'il est détendu. Il effectuera aussi des exercices de mobilisation passive des membres, afin de voir si ceux-ci sont complètement flasques. Enfin, il pourra contrôler les phénomènes végétatifs, comme le ralentissement du pouls ou une diminution de la tension artérielle; l'objectivation scientifique peut être réalisée à l'aide de l'appareil mis au point par Jacobson.
Sur le plan de la vérification subjective, le sujet décrira lui-même l'état dans lequel il est et déclarera s'il sent une disparition des sensations de tension.

En conclusion
Il s'agit ici d'une méthode de relaxation purement physiologique et qui refuse d'aborder la sphère psychologique en tant

que telle. C'est pourquoi Durand de Bousingen classe cette méthode de relaxation dans ce qu'il appelle les méthodes analytiques et périphériques: analytique parce que la relaxation se fait en analysant systématiquement les sensations dans chaque muscle et dans chaque région du corps; périphérique parce que cette relaxation s'occupe plutôt des muscles, c'est-à-dire plus de la périphérie que du cerveau, le centre.
La relaxation de Jacobson apprend à reconnaître les tensions musculaires résultant de tensions émotionnelles et à les relâcher, c'est-à-dire à obtenir un meilleur contrôle de soi-même et de ses sensations musculaires.
Pour Jacobson, cette façon de faire s'intègre parfaitement dans une véritable psychothérapie, puisqu'elle touche la personnalité tout entière par le biais du muscle. La méthode de Jacobson s'oppose donc à celle de Schultz dans son essence, dans sa conception, dans sa psychophysiologie mais peut-être pas tellement dans son but.

HYPNOSE ET RELAXATION

L'hypnose, nous l'avons vu, amène le sujet, par un entraînement induit de manière très directive par le thérapeute, à se plonger dans un état situé entre la veille et le sommeil. Cet état, qualifié de sommeil hypnotique, permet à l'hypnotiseur de suggestionner son patient de manière à l'amener à agir à des fins thérapeutiques.
La relaxation, quant à elle, est une méthode d'entraînement personnel généralement très peu suggestive et auto-induite.
Dans l'ensemble, les buts et les applications de l'hypnose et des méthodes de relaxation restent cependant les mêmes, la méthode étant différente.
Les méthodes de relaxation répondent à une conception beaucoup moins paternaliste et beaucoup moins directive que l'hypnose. Il faut faire remarquer que la technique de Jacobson, que l'on pourrait qualifier d'anti-hypnotique, est née là où l'hypnose est toujours appliquée, c'est-à-dire dans les pays

anglo-saxons ; la méthode de relaxation du training autogène de Schultz, méthode d'auto-hypnose, était surtout appliquée là où l'hypnose était culturellement rejetée, en France principalement. C'est ce paradoxe qui a probablement conduit le professeur Alfonso Caycedo à réaliser une synthèse pragmatique, théorique et conceptuelle des méthodes d'hypnotisation et de relaxation.

CHAPITRE 3

QU'EST-CE QUE LA SOPHROLOGIE ?

« La sophrologie est une science, ou mieux, une école scientifique qui étudie la conscience, ses modifications et les moyens physiques, chimiques ou psychologiques pouvant la modifier, dans un but thérapeutique, prophylactique ou pédagogique, en médecine. » Cette définition, donnée par son fondateur, le professeur A. Caycedo, se trouve en grande partie comprise dans le mot lui-même qui tire ses racines étymologiques du grec ancien :

sôs qui peut être traduit par harmonie,
phrên qui veut dire conscience, esprit,
logos qui est l'étude.

L'étude de l'harmonie de la conscience : tout un programme, et on doit se demander comment Caycedo en est arrivé à la création d'une nouvelle science et d'une terminologie originale.

Alfonso Caycedo, qui a été l'élève du professeur Lopez Ibor, décide, en 1958, de rompre avec l'hypnose et de changer toute la terminologie s'y rapportant afin de se libérer de tout compromis historique.

Très vite, il se rend compte que modifier la terminologie ne suffit pas. Il s'intéresse alors aux méthodes de relaxation, notamment au training autogène de Schultz, aux techniques plus douces, plus psychologiques.

Devenu en Suisse l'assistant de Ludwig Binswanger, il est séduit par la phénoménologie. Mais cette dernière est une méthode de travail, une façon de raisonner et non une thérapie. Caycedo part alors en Orient étudier les états de conscience transcendantaux des mystiques chinois, indiens, tibétains et japonais. De retour en Europe, il va intégrer toutes ces méthodes dans ce que l'on peut appeler son originale synthèse.

Caycedo adopte la méthode phénoménologique, l'approfondit et crée sa propre approche de la sophrologie, fondée sur :

— le retour au phénomène,
— la suspension du jugement,
— la mise entre parenthèses du phénomène,
— l'étude de l'historicité et de la réalité du phénomène lui-même,
— la vérification systématique, qui comprend la captation de l'universalité et l'expérimentation objective suivant les critères de Claude Bernard.

Exemple. Nombre de personnes pratiquant une méthode de relaxation, quelle qu'elle soit, ressentent des picotements, notamment sur le dos des mains. Au lieu de chercher à expliquer immédiatement ce phénomène par des déductions d'ordre physiologique, comme la dilatation des vaisseaux de la peau, l'hyperoxygénation au niveau des terminaisons nerveuses, etc., Caycedo va revenir au phénomène lui-même et l'étudier, d'une façon systématique, dans toutes ses dimensions : il prend en compte la physiologie, la philosophie, la personnalité du sujet et tous les facteurs susceptibles d'influer sur le phénomène. Il exige que le jugement ne soit porté que lorsque la vérification systématique aura prouvé la véracité du phénomène, c'est-à-dire lorsque mille personnes au moins auront ressenti ce phénomène et qu'il aura été procédé à son étude objective (scientifique, statistique, etc.). Il sera dès lors possible de formuler un jugement : les picotements sont bien le fait de la relaxation.

Par cette nouvelle approche phénoménologique, Caycedo supprime les a priori et toute l'ancienne terminologie, lourde de compromis, pour réétudier le phénomène quel qu'il soit dans son essence. C'est ainsi que lorsque l'on prend en compte la dimension qui concerne la relation entre le sophroniseur et le sophronisé, Caycedo ne parle plus de transfert, terme qui appartient au langage psychanalytique, ni de relation de dominant à dominé, qui est une notion de psychologie expérimentale, il crée le terme d'alliance. Il constate simplement qu'il y a deux individus qui sont temporairement alliés; il ne cherche pas à expliquer a priori cette alliance ou à la juger.

Autre exemple de ce changement d'attitude: à l'issue d'une séance d'hypnose, on «réveille» le sujet, impliquant du même coup qu'il était en état de sommeil; en relaxation, on parle de reprise musculaire; en sophrologie, on utilise le terme de désophronisation, qui n'a d'autre signification que «sortir de la sophronisation».

En sophrologie, on ne nie rien, on ne réfute les théories d'aucune école, mais on n'en accepte aucune sans vérification.

Dans cette nouvelle approche, Caycedo propose comme base de départ une étude nouvelle de la conscience, une hypothèse de travail qui divise la conscience en états et en niveaux.

Les états désignent les aspects qualitatifs de la conscience, les niveaux les aspects quantitatifs.

On trouve donc, dans cette hypothèse:

— trois états: ordinaire, pathologique et sophronique;

— trois niveaux: veille, sommeil, avec, entre les deux, le niveau sophro-liminal ou frontière entre la veille et le sommeil que chacun d'entre nous franchit lors de l'endormissement et du réveil.

Les principes élaborés par Caycedo

1. Existentiellement, l'être humain aurait trois possibilités fondamentales:

— rester toute sa vie dans la conscience ordinaire;

— évoluer dangereusement et s'installer dans la conscience pathologique de façon transitoire ou définitive;

— conquérir progressivement la conscience sophronique pour y demeurer de façon également transitoire ou permanente.

2. Le principe d'action positive est le nom donné en sophrologie au fait que toute action positive dirigée vers la conscience se répercute positivement sur tout élément psychique.
3. Lorsque le sophrologue reçoit sa formation, on insiste avant tout sur la nécessité pour le praticien de se rendre compte de l'état de sa propre conscience, de tenir compte

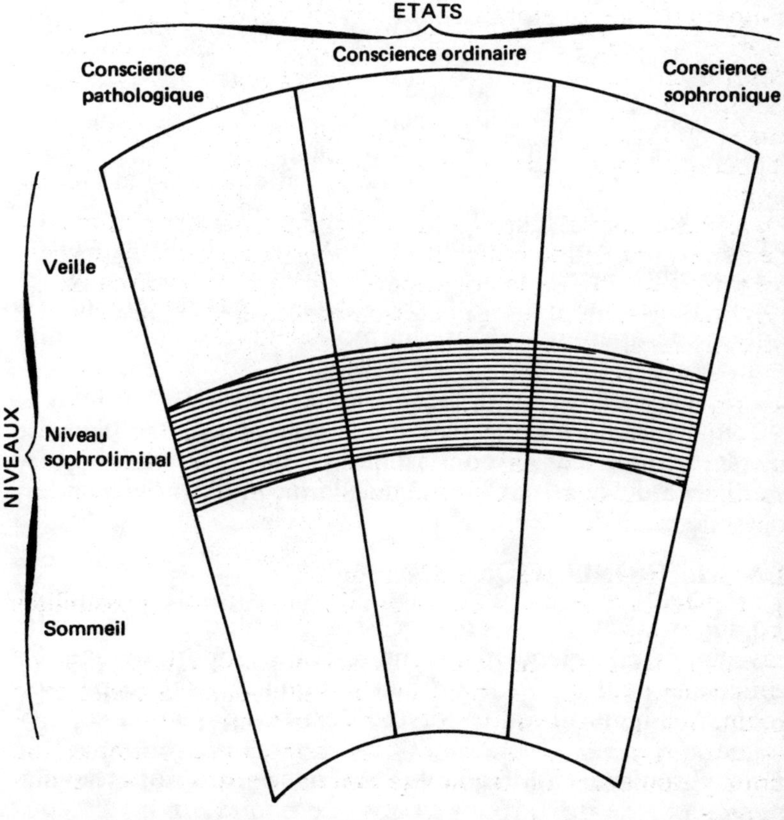

ensuite de l'état de conscience de la personne (ou des personnes) qu'il entraîne par des procédés sophroniques et, enfin, du rôle qu'il joue face à son malade : c'est le principe de réalité objective, élément très important dans toute alliance sophronique.

4. Alliance sophronique, nous l'avons vu, est le terme utilisé pour désigner la relation spéciale qui existe entre le sophrologue et le sujet, en thérapie, en pédagogie ou en prophylaxie. Pendant cette alliance, le sophrologue cherchera à être le moins directif possible, à expliquer et à enseigner les méthodes que le sujet appliquera de sa propre initiative.

5. Le principe du schéma corporel, enfin, comme réalité vécue, désigne le fait que le schéma corporel s'intègre progressivement à la conscience, renforçant les structures fondamentales de la conscience et augmentant son champ.

Le docteur Rager dit de la sophrologie qu'elle est à la fois une science, une philosophie, une thérapeutique et un art. Cette extension de la définition de Caycedo est intéressante, car elle souligne les possibilités de la sophrologie dans divers cadres. Rager affirme par là que l'harmonisation de la personne humaine est une notion philosophique et pas seulement une notion thérapeutique. Cette harmonie étant, de plus, la plus grande expression de l'art.

L'entraînement sophrologique répond en fait au fameux « Connais-toi toi-même » inscrit au frontispice de Delphes, les résultats étant une autodétermination qui conduit à la prise en charge du sujet par lui-même, de façon harmonieuse.

LA SOPHRONISATION

La sophronisation est un processus qui tend à modifier les niveaux de conscience dans une intention sophrologique. Ce processus peut être autoproduit lorsqu'il est dirigé par soi-même ou hétéro-produit lorsqu'il est dirigé par un sophrologue.

La sophronisation, lorsqu'elle est dirigée par le sophrologue, se fait à l'aide du Terpnos Logos. Ce nom d'origine grecque désigne la façon verbale basée sur la persuasion, le ton harmonique, la voix douce et monocorde avec lesquels le sophrologue dirige la sophronisation. Le Terpnos Logos demande l'acceptation rationnelle de la personne sophronisée.

D'où nous vient le Terpnos Logos?
Au IXe siècle avant J.-C., on rencontre ce nom de Terpnos Logos dans Homère, quand il parle de l'épode (paroles à but thérapeutique), qui peut se diviser en trois parties: les paroles magiques, les paroles mythologiques et, enfin, le Terpnos Logos, soit chanté (Odyssée), soit parlé. C'est Platon qui, dans son dialogue entre Socrate et le jeune Charmidès, jette les bases d'une véritable psychothérapie verbale. Dans ce dialogue, Socrate accepte de soigner le jeune homme d'un mal de tête violent grâce à une certaine plante à laquelle il faut ajouter une épode, ou incantation. Socrate disait tenir ce traitement d'un médecin de Thrace qui racontait qu'Almoxis, son roi, affirmait qu'il ne faut pas essayer de guérir les yeux sans la tête, ni la tête sans les yeux; il ne faut pas non plus traiter la tête sans l'âme. En effet, c'est de l'âme que viennent, pour le corps et pour l'homme tout entier, tous les maux et tous les biens. C'est donc l'âme qu'il faut avant tout soigner si l'on veut que la tête et tout le corps soient en bon état. Or l'âme se soigne par des incantations.
Et Platon explique comment le Terpnos Logos, parole douce et monotone, monocorde, également appelé Terpnos Calos, agit sur le thymos, état psychosomatique, en engendrant l'état sophrosyne «état de calme, de concentration suprême de l'esprit produit par de belles paroles».
On trouve à Epidaure, dans le Péloponnèse, des traces de ces pratiques. Dans le sanctuaire d'Asclépios (Esculape), existent les restes d'un hôpital où étaient soignés les malades durant quarante jours. Un des traitements (outre les bains en piscine thermale) consistait à allonger les malades dans le thollos (sorte de rotonde) où, pendant leur «sommeil», les prêtres médecins venaient leur murmurer, par des trous placés dans les murs, juste derrière leurs têtes, des suggestions de guérison.

Le Terpnos Logos aide le sophrologue à diriger le processus de sophronisation qui a pour but d'aider le sujet à descendre du niveau de vigilance normale dans le niveau sophro-liminal — processus d'ailleurs absolument naturel et connu de tous. Qui n'a pas, en effet, somnolé en faisant la sieste, quand les images semblent flotter doucement, ou essayé de s'autosuggestionner lorsqu'une pensée désagréable venait troubler la quiétude intérieure ?

On trouve dans les «Lettres de mon moulin», d'Alphonse Daudet, un passage qui pourrait servir à décrire ce qu'est, en fait, le niveau sophro-liminal : «Vous connaissez, n'est-ce pas, cette jolie griserie de l'âme ? On ne pense pas, on ne rêve pas non plus. Tout être vous échappe, s'envole, s'éparpille. On est la mouette qui plonge, la poussière d'écume qui flotte au soleil entre deux vagues, la fumée blanche de ce paquebot qui s'éloigne, ce petit corailleur à voile rouge, cette perle d'eau, ce flocon de brume, tout excepté soi-même. Oh ! que j'en ai passé dans mon île de ces belles heures de demi-sommeil et d'éparpillement[1] !» À ce niveau sophro-liminal, on va dynamiser et utiliser les phénomènes que la sophrologie et la phénoménologie ont, tout particulièrement, mis en valeur :

1. *Les phénomènes sophro-mnésiques.* Ce terme est utilisé pour décrire certains phénomènes précis, observés dans la mémoire de certains sujets en état sophronique, comme :

— L'hypermnésie sophronique, ou augmentation exceptionnelle de la capacité de mémorisation chez le sujet sophronisé, qui l'amène à se souvenir avec une clarté et une précision étonnantes de certains épisodes oubliés. C'est ce phénomène que l'on utilise pour l'apprentissage des langues étrangères.

— La sophro-onirie, ou capacité de production onirique en état sophronique, pouvant être vécue d'une manière exceptionnelle, spontanément ou sous la direction d'un sophrologue.

2. *La sophro-plasticité imaginative.* Ce terme a été donné par Caycedo au phénomène qui conduit certaines personnes à voir leur imagination, pendant la sophronisation, se déve-

1. A. Daudet : *Lettres de mon moulin :* «le Phare des sanguinaires».

lopper de façon exceptionnelle. On peut distinguer deux possibilités: la sophro-stimulation imaginative simple et le développement d'une sophro-productivité fantastique pouvant aller jusqu'à l'apparition d'hallucinations.

3. *La sophro-labilité sensoperceptive.* C'est un phénomène fréquent pendant la sophronisation qui se caractérise par la qualité d'activer, d'inhiber ou de changer certaines sensations et perceptions concernant le monde extérieur ou le monde intérieur. Cette qualité est utilisée dans de nombreuses techniques sophroniques comme la sophro-substitution sensorielle, qui est la technique de base pour obtenir l'analgésie en art dentaire ou en obstétrique, ou encore la sophro-correction sérielle utilisée dans les méthodes de déconditionnement aux phobies.

4. *La sophro-attention.* Au cours de la sophronisation, le phénomène de l'attention peut prendre quatre directions fondamentales:
— l'attention focale ou attention sur un point précis,
— l'attention diffuse,
— l'activation de l'attention en rapport avec le monde intérieur,
— l'activation de l'attention en rapport avec le monde extérieur.
Cette qualité de modification de l'attention est à la base de nombreuses méthodes sophroniques comme la relaxation dynamique utilisée en sophro-pédagogie sportive, comme certaines techniques dites de focalisation (Perez Sloker) qui cherchent à activer, de façon sélective, certains organes, glandes ou systèmes à des fins thérapeutiques.

5. *Le vécu de la réalité* peut être expérimenté par certaines personnes en état sophronique de façon particulière: à un certain moment, la conscience se fait moins réflexive et plus perceptive, comme si les frontières psychosomatiques s'effaçaient progressivement, favorisant ainsi une perception parti-

culière dont la résonance est vécue simultanément, tant sur les plans psychologique que physique.

6. *Le phénomène d'expectative,* dans lequel nous nous trouvons à chaque instant, permet au sophrologue ou au sophronisé de placer des éléments positifs qui dynamiseront les sensations futures. Ce phénomène est utilisé dans la méthode de sophro-acceptation progressive.

7. *L'intégration de l'activité consciente.* Le dynamisme extraordinaire des structures et des facultés, qui se mobilisent pendant l'expérience sophronique, ouvre à la personne un éventail de possibilités, non encore bien connues, qui lui permettront avant tout un renforcement de l'intégration de ses activités conscientes.

8. *Le phénomène de la suggestibilité.* Ce phénomène si décrié et pourtant si évident n'est que très rarement utilisé au cours de la sophronisation qui se veut plutôt persuasive (et en tous les cas toujours dans un but thérapeutique), au contraire de l'hypnose qui en a fait la base de sa pratique.

9. *Le conditionnement.* Cet autre phénomène est très important pour l'apprentissage des techniques, pour leur utilisation rapide et pour remplacer également par un conditionnement volontaire et positif certains conditionnements négatifs involontairement acquis.
Il faut noter enfin qu'au cours de la sophronisation, la conscience morale ne se trouve pas modifiée, que la communication verbale est maintenue et que le rapport caractéristique de l'alliance sophronique se voit progressivement renforcé !

Les bases de la sophronisation
La sophrologie, nous l'avons vu, étudie les modifications des états et des niveaux de conscience. La sophronisation est un processus qui amène à la modification de ces niveaux de

conscience humaine, afin d'obtenir la production de ces états spéciaux connus sous le nom d'états sophroniques.
Puncernau, sophrologue espagnol, a écrit que les changements dans les états de conscience devaient s'étudier sous deux versants, le versant psychique et le versant neurologique; nier l'un ou l'autre ouvrirait la voie à la spéculation[2].
Notre psychisme a une base organique et une base neurologique. S'il est vrai, comme l'a écrit Paul Chauchard, que le cerveau n'est pas la conscience et que la conscience n'est pas le cerveau, il est également vrai que le support organique principal de la conscience est le cerveau avec toutes ses structures hiérarchisées.

QU'EST-CE QUE LA CONSCIENCE?

Il n'est pas question d'entrer ici dans les polémiques existant à propos de la définition de la conscience. Nous rappellerons seulement que la conscience est un terme qui vient du latin «conscientia» et qui désigne une connaissance («scientia») qui accompagne («con») nos impressions et nos actions.
Saint Augustin écrivait: «Scio me scire» (je dis que je suis conscient parce que je suis), ou encore: «Scio me agire» (je dis que je suis conscient parce que je sais que j'agis). Il existe donc une dualité dans la notion de connaissance: connaissance par nos impressions et connaissance par nos actions. La conscience peut être également étudiée d'un point de vue psycho-philosophique et, bien sûr, d'un point de vue neurophysiologique. Alors que les neurophysiologues considèrent la conscience comme une succession de niveaux de vigilance, les philosophes, pour la plupart, ont établi une séparation entre conscient et inconscient.

Le point de vue psycho-philosophique
Sur le plan psycho-philosophique, on va surtout s'intéresser à l'aspect subjectif, c'est-à-dire introspectif. On étudie essen-

2. Voir Puncernau, in A. Caycedo: *Progrès en sophrologie* (Barcelone, Emege, 1969).

tiellement la conscience comme conscience de soi ou encore comme conscience de ce qui se passe à l'intérieur de nous-mêmes.

Pour Descartes (1596-1650), le «Je pense donc je suis» est le premier principe de la philosophie, la certitude première permettant à l'homme d'affirmer son existence: l'homme est conscient et il n'existe que parce qu'il est conscient. L'essence de l'homme est donc la conscience.

Pour Malebranche (1640-1715), l'esprit est sans rapport avec le corps auquel, toutefois, il est uni. Or, cet esprit possède la faculté de connaître les objets par l'entendement pur sans former des images corporelles.

Pour Franz Brentano (1838-1917), philosophe et psychologue allemand, c'est la querelle des mots et la pauvreté du vocabulaire qui rendent difficile une définition de la conscience. Aussi, selon lui, vaudrait-il mieux réserver le terme de conscience au phénomène psychique lui-même ou acte psychique. Par cette prise de position, si conscience et phénomène psychique sont une même réalité, comment un inconscient serait-il possible?

Pour Bergson (1859-1941), dans le domaine psychologique, la conscience ne serait pas synonyme d'existence mais seulement d'action réelle ou d'efficacité immédiate, et l'extension de ce terme se trouvant ainsi limitée, on aurait moins de peine à se représenter un état inconscient, c'est-à-dire, en somme, impuissant. La conscience est essentiellement tournée vers la spéculation.

Pour Pierre Janet (1859-1947), psychiatre, «la conscience est une synthèse active qui a pour but la fonction du réel»; pour lui, deux termes sont obligatoirement complémentaires: variété des états de conscience, unité de la conscience. La conscience, pour subsister, devrait grouper à tout instant les perceptions qui naîtraient par une assimilation continue des sensations, des souvenirs et des idées.

Pour Merleau-Ponty (1908-1962), la conscience est un réseau d'intentions significatives, tantôt claires pour elles-mêmes, tantôt au contraire vécues plutôt que connues. Il est donc impossible de distinguer comme des éléments séparables le but et les moyens.

Pour Henri Ey, la conscience peut être décrite comme l'organisation même de la vie de relation qui lie le sujet aux autres et à son monde.

Pour Jean-Paul Sartre, il existe deux modes d'être de la conscience dans ses relations avec le monde: l'un consiste en ce que la conscience considère le monde comme un ensemble organisé d'objets (ustensiles) qui renvoie les uns aux autres la conscience «quotidienne», les connaît bien, l'autre, contraire au premier, consiste pour la conscience à faire disparaître ce monde d'ustensiles et à le remplacer par un monde «magique», c'est l'émotion, qui n'est pas une qualité ou une propriété de la conscience, mais qui est la conscience.

Bien que Caycedo fasse sur l'inconscient une impasse totale, le considérant sans doute trop discuté et donc pouvant engendrer des polémiques, rappelons néanmoins que, pour les psychanalystes, le conscient n'est intéressant que dans la mesure où il permet, justement, de prendre conscience de l'inconscient. Le docteur Cahen, psychanalyste, sophrologue et traducteur de nombreux ouvrages de Jung, tente de faire la synthèse entre les différentes recherches sur l'inconscient et la sophrologie. Il a notamment mis au point une technique de sophronisation de groupe permettant l'éclosion de l'inconscient refoulé. Le docteur J. Donnars utilise la relaxation aux mêmes fins.

Le point de vue neurophysiologique
Sur le plan neurophysiologique, le concept de conscience

n'est plus utilisé. En effet, le neurophysiologiste étudie les modifications de l'organisme en fonction de notre état de conscience du monde qui nous entoure et de ce qui se passe en nous-même. Il ne connaît que la résultante physiologique, ou neurologique, des phénomènes que d'aucuns nomment «conscience». C'est pourquoi le neurophysiologiste emploie le terme de vigilance comme synonyme de conscience.
Cette vigilance comporte, paradoxalement, le sommeil. On dit souvent que nous passons le tiers de notre vie à dormir : il serait plus juste de dire que nous le passons à rêver. Mais nous sommes alors en action et c'est ainsi que Henry Ey a pu dire que «le sommeil n'est pas un vide».
La vigilance est, par ailleurs, conditionnée : l'apprentissage, la formation des concepts, le comportement, adapté ou non, supposent toujours un état de vigilance.

CHAPITRE 4

LES BASES DE LA SOPHROLOGIE

LE SYSTÈME NERVEUX

La conscience, au sens de la vigilance, peut être étudiée sous trois aspects :
— l'introspection,
— l'observation du comportement,
— les tracés électro-encéphalographiques (tracés E.E.G.).

Ces trois aspects peuvent se comparer et se subdiviser en sept niveaux. Le tableau ci-après permettra de mieux comprendre comment.

On constate, d'après ce tableau, qu'au niveau I, celui de l'hypervigilance, correspond un comportement mal adapté avec, à l'électro-encéphalogramme, une désynchronisation totale. Au niveau II, stade de la vigilance, le comportement est bien adapté, et on note l'apparition d'un rythme alpha. Au stade III, l'attention est flottante pour un comportement de disponibilité avec l'établissement des ondes alpha. À ces trois premiers stades correspond la pensée vigile.

Au niveau IV, la vigilance est détendue, c'est la rêverie avec un comportement correspondant à l'endormissement, diminution de l'alpha et apparition d'ondes lentes de type thêta. Au niveau V, se trouvent les rêves dans le sommeil léger avec les ondes bêta. Au niveau VI, il y a perte de conscience avec

NIVEAU	I	II	III	IV	V	VI	VII
E.E.G.	Tracé alpha totalement désynchronisé Amplitude moyenne à basse Mélange de fréquences rapides Apparition de bouffées brèves de thêta	Alpha partiellement désynchronisé Amplitude basse Fréquence rapide	Tracé désynchronisé : rythme alpha	Diminution des ondes alpha Apparition occasionnelle d'ondes lentes de basse amplitude ondes thêta	Disparition du rythme alpha Ondes lentes bêta par fuseaux périodiques	Abondance des ondes lentes (delta) de grande amplitude, surtout dans la moitié antérieure du cortex	Grandes ondes lentes delta, puis éventuellement trait plat (mort)
Comportement	Hypervigilance Peu efficace et mal adapté au monde extérieur Emotions	Vigilance Rapide, efficace et bien adapté (vigilance attentive)	Relaxation Etat de disponibilité Créativité	Endormissement Le comportement manque de coordination	Sommeil léger	Sommeil profond	Coma
	Pensée vigile (monde extérieur)			Pensée onirique (monde intérieur)			
Introspection	Hypervigilance au cours des émotions fortes Attention diffuse et floue	Vigilance normale Attention sélective capable d'adaptation Fixation Concentration Vigilance attentive	Attention flottante Associations libres Vigilance détendue	Rêverie Les stimuli du monde extérieur sont perçus de façon atténuée	Rêve Perte de conscience presque totale des stimuli du monde extérieur Abolition des notions de temps et d'espace	Perte de conscience complète, sans rêve, mais persistance de réponses motrices aux stimulations sensorielles	Perte de conscience complète, Réponse pratiquement nulle aux stimulations sensorielles

Tableau d'après L. Moor modifié par J. Delay et P. Pichot

toutefois persistance de réactions motrices, c'est le sommeil profond et ses ondes delta. Enfin, au niveau VII il y a perte totale de la conscience, c'est le coma avec diminution des ondes delta, le tracé E.E.G. devenant plat, linéaire.
Les niveaux IV et V correspondent à la pensée onirique. Ainsi, du point de vue neurologique, on passe du monde extérieur au monde intérieur (phases 4 à 5) et, lorsqu'au sens neurologique il y a diminution de la vigilance extérieure, il y a augmentation de la pensée onirique. C'est là le point de rencontre entre la physiologie et la psychologie.
Nous allons étudier, dans les pages qui suivent, les structures organiques de support de la pensée (vigile ou onirique) et les mécanismes fonctionnels qui entrent en jeu dans l'élaboration de ces niveaux de vigilance ou de conscience. Ce sont ces mécanismes qui fonctionnent dans les processus de sophronisation.
Auparavant, et pour nous permettre de comprendre la sophrologie, il faut nous remettre en mémoire quelques notions élémentaires d'anatomie et de physiologie du système nerveux. Nous verrons ensuite les systèmes fonctionnels: la formation réticulaire et le cerveau viscéral. Enfin, les fonctions plus précices: le tonus musculaire, le cycle veille-sommeil et les répercussions sophroniques sur ces mécanismes.

Le neurone

La cellule est la plus petite unité fonctionnelle de la substance vivante. Un groupement de cellules forme un tissu. Plusieurs tissus forment, à leur tour, un organe qui a une fonction particulière. C'est cette fonction qui, mise en commun avec les fonctions d'autres organes, forme un système. La base de l'organisation nerveuse est le neurone qui en est l'unité anatomique et fonctionnelle. Les propriétés du neurone sont triples, il est à la fois excitable, excitateur et conducteur ou propagateur de l'influx nerveux.

Le système nerveux cérébro-spinal et le système nerveux neurovégétatif

— *Le système nerveux cérébro-spinal,* dit volontaire, règle principalement les relations avec le milieu ambiant. Il permet les sensations et les mouvements. Il est influencé par ce qu'on appelle la volonté et recueille, par l'intermédiaire des organes des sens, les informations venant du monde extérieur. Ce sont ces informations, transmises aux organes nerveux appelés centres, que l'on trouve dans le cerveau et la moelle épinière.

— *Le système nerveux neurovégétatif,* dit autonome et involontaire, contrôle les processus internes ou végétatifs de l'organisme. Il maintient les fonctions vitales. Le système nerveux neurovégétatif innerve principalement les viscères, réglant la digestion, la circulation, la respiration et les mécanismes de sécrétion ainsi que de reproduction. Autonome, il fonctionne de façon indépendante de la volonté. On a pu cependant démontrer qu'il n'existait pas une séparation aussi nette entre le système nerveux neurovégétatif et le système nerveux cérébro-spinal, comme on l'avait tout d'abord cru. Les centres nerveux autonomes sont situés dans la moelle épinière et le cerveau mais de manière moins apparente.
Ce système est subdivisé en un système parasympathique, servant à la conservation et à la reconstruction (régénération cellulaire) et un système sympathique antagoniste du premier.

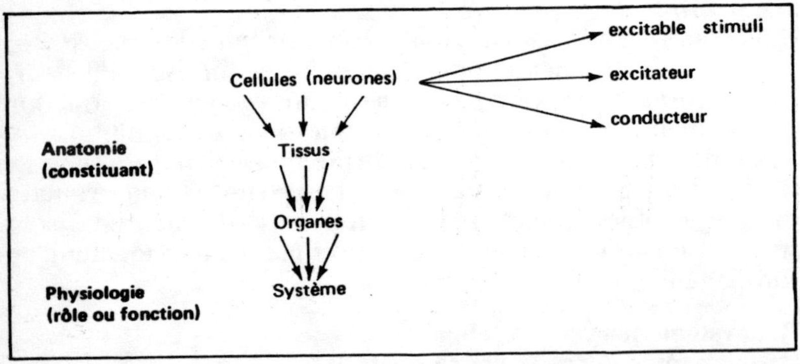

Système nerveux neurovégétatif

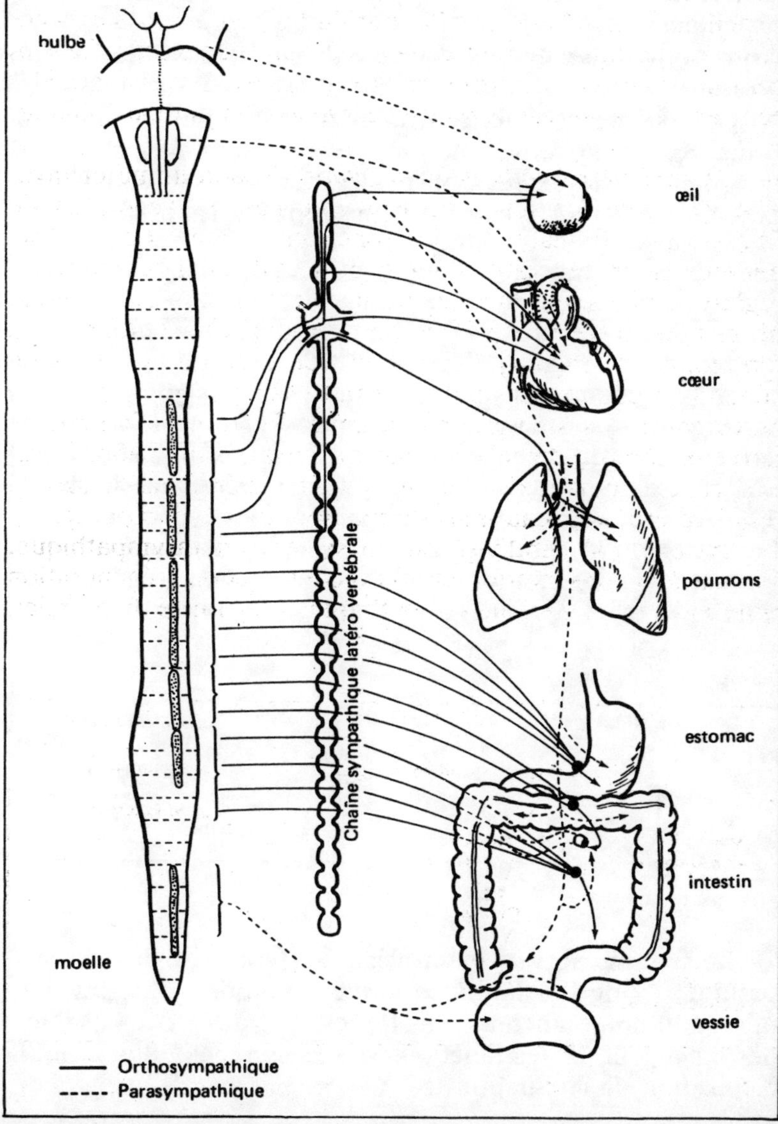

Les systèmes nerveux cérébro-spinal et neurovégétatif sont constitués de centres nerveux et de voies de dérivations périphériques.
Nous pouvons schématiser le rôle de ces deux systèmes dans un tableau:
— Le système nerveux central et périphérique, ou cérébrospinal, est un système volontaire et conscient. Il a une fonction dans la vie de relation et il est sous la dépendance de processus externes comme les sensations et les mouvements.

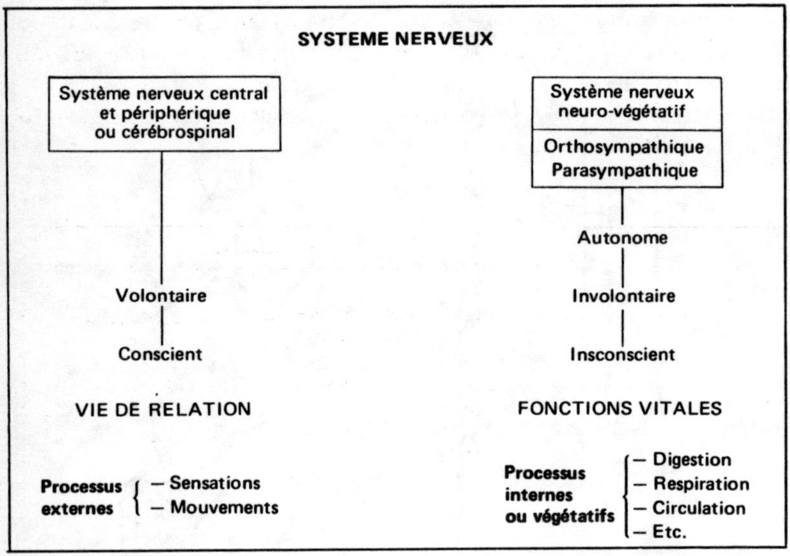

— Le système nerveux neurovégétatif (composé du parasympathique et de l'orthosympathique) est un système involontaire, autonome, inconscient. Il régit, par des processus internes ou végétatifs, les fonctions vitales comme la digestion, la respiration, la circulation, etc.

Les sensations

Il existe, au niveau du système nerveux, des signaux électriques qui proviennent du neurone lui-même et qui sont sous la dépendance des variations humorales sanguines (par exemple, variation du taux de sucre dans le sang) et des informations relatives aux modifications du milieu intérieur ou extérieur. Ces informations sont captées par des récepteurs spécifiques (capteurs spécifiques d'informations) et transmises au système nerveux central (zones corticale et subcorticale du cerveau) par l'intermédiaire de fibres spécialisées. Arrivées au cerveau, ces informations sont analysées par des zones fonctionnelles complexes appelées analyseurs, dont le but principal est, justement, de recevoir et de différencier les sensations.

Les sensations sont les processus les plus élementaires du champ de la conscience.

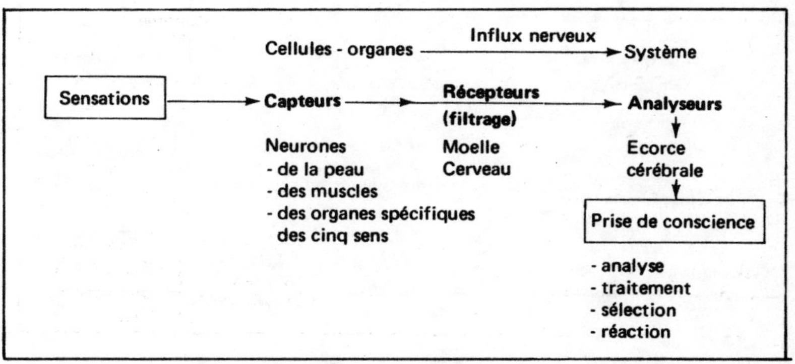

On peut classer les sensations en sensations proprioceptives, intéroceptives, viscéroceptives ou encore extéroceptives, suivant qu'elles sont captées par les différents récepteurs spécialisés:

— *les extérocepteurs,* qui appartiennent au système nerveux de la vie de relation, captent les excitations du milieu extérieur et constituent le support des différentes formes de sensibilité cutanée (tactile, thermique ou douloureuse);

— *les intérocepteurs,* qui sont en quelque sorte les percepteurs de la vie végétative, se divisent en:
• proprioceptеurs, appartenant également au système nerveux de la vie de relation et stimulés par les mouvements du corps par l'intermédiaire du fuseau neuromusculaire (composant la complexe innervation du muscle), qui se révèle être un élément capital dans l'entretien du tonus musculaire;
• viscérocepteurs, appartenant d'une part au système neurovégétatif, d'autre part au système cérébro-spinal et présentant des appareillages spécialisés.

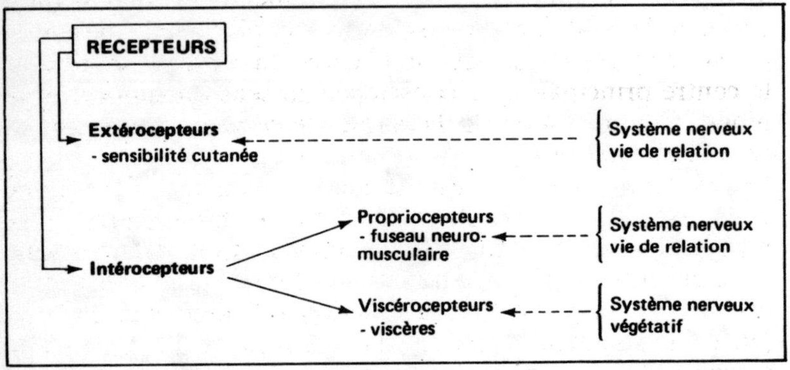

On comprend donc comment les neurones reçoivent des excitations et les transmettent par l'influx nerveux. Les principaux responsables de cette transmission sont les neurones qui se trouvent dans la partie postérieure de la moelle (cornes postérieures) et leurs équivalents du tronc cérébral. Tout message est lancé dans un système spécifique où se réalise un filtrage sélectif de l'excitation. La coordination cohérente des informations n'est d'ailleurs possible que grâce à la spécificité des récepteurs. C'est ainsi que le champ extéroceptif, en rapport avec le système nerveux de la vie de relation, coordonne les excitations du milieu extérieur, domaine de la sensibilité spécifique ; le champ intéroceptif agissant par l'intermédiaire du système nerveux végétatif et le système nerveux cérébro-spinal comprend les propriocepteurs ou récepteurs tissulaires du système musculo-squelettique et les viscérocepteurs de l'ensemble des viscères.

Une stimulation ou action peut donc se faire sur la conscience par l'intermédiaire des récepteurs et des analyseurs et, plus particulièrement, par l'intermédiaire des muscles et des organes internes.

Le système nerveux, et plus particulièrement le système nerveux central, est non seulement le lieu de convergence des informations (ou des signaux), mais aussi un système les analysant, les traitant, les sélectionnant et réagissant à celles-ci. Le système nerveux central, et plus particulièrement ce qu'on appelle le cortex, ou l'écorce du cerveau, serait donc le centre principal de la conscience au sens du support organique. Comme l'a dit A. Fessard, « le cerveau a pour nourriture l'information ».

Le système nerveux est donc un système fonctionnel complexe, le plus complexe des systèmes biologiques, et on ne peut l'approcher qu'en le décomposant en systèmes fonctionnels plus simples. Ce que nous allons faire maintenant en étudiant successivement : la fonction réticulée, qui entre en jeu principalement dans les mécanismes de la veille et du sommeil, le cerveau viscéral, le tonus musculaire et le schéma corporel.

La formation réticulaire

Dès 1855, des observations anatomiques avaient permis d'individualiser la formation réticulée (ou réticulaire) au sein du tronc cérébral, mais c'est seulement en 1944 que Magoun a montré le rôle considérable de cette formation, parfois appelée troisième cerveau, dans toutes les fonctions de l'organisme. Ce rôle ne réside pas seulement dans le maintien du niveau de vigilance. C'est un vaste système vers lequel convergent des influx d'origines diverses et dont la fonction normale est, par l'intermédiaire des systèmes d'activation et d'inhibition, d'assurer aux structures ainsi contrôlées une excitabilité optimale, selon les différentes tâches à accomplir. Par formation réticulaire, on entend un enchevêtrement de substances grise et blanche sans délimitation bien précise. Elle s'étend de la fin de la moelle jusqu'au cortex. Elle se situe entre les voies sensitives (voies de la sensibilité) et motrices (voies du mouvement) et ne peut d'ailleurs pas fonctionner sans l'apport de ces voies sensitivo-sensorielles. En fait, toutes les parties du corps sont en relation étroite avec cette formation réticulée qui peut être soit activée (stimulée), soit désactivée (inhibée).

Substance réticulaire

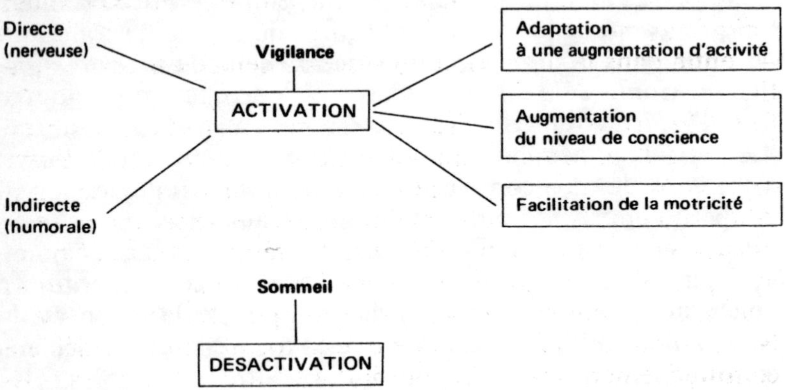

— *L'activation* peut se faire par voie directe, par l'intermédiaire de l'influx nerveux, ou par voie indirecte, par l'intermédiaire de la voie humorale. Cette activation se fait donc par excitation soit des voies nerveuses sensitives et sensorielles, soit des afférences viscérales ou proprioceptives (tonus musculaire), par variations humorales de décharges d'adrénaline ou de gaz carbonique ou encore par manque d'oxygène. L'activation de la formation réticulaire permet l'adaptation de l'ensemble des structures nerveuses à une activité accrue de l'organisme. Celle-ci se traduit par une élévation du niveau de conscience ou, plus exactement, des niveaux de vigilance conduisant à une facilitation de la motricité.

— *La désactivation* de la formation réticulaire peut se faire également par l'intermédiaire du cortex, par la suppression des stimuli et par l'excitation de centres inhibiteurs.

En résumé

On peut donc dire que la formation réticulée joue un rôle :
— dans la régulation de la veille et du sommeil,
— dans la régulation de l'organisation motrice,
— dans la régulation sensitive et sensorielle en contrôlant l'information,
— enfin dans la régulation du système nerveux neurovégétatif.

Cette formation réticulaire serait donc en quelque sorte un harmonisateur, équilibrant les différents systèmes de notre organisme. Son équilibre, agressé de plus en plus souvent par l'environnement, doit être maintenu, et ses rapports, notamment avec les récepteurs musculaires, montrent à quel point la sophronisation, grâce à ses méthodes abaissant le tonus musculaire, peut contribuer à rendre optimale son activité.

Nous savons à l'heure actuelle que la formation réticulée est continuellement sollicitée pour lutter contre les troubles existentiels dus à un excès de stimulations (bruit, etc.) et que cette surstimulation est la cause de bien des fatigues, insomnies, surmenages ou autres troubles de la civilisation. Les techniques de base de sophronisation, en activant ou désactivant la formation réticulée (sophronisation simple), permettent au sujet de diriger et de contrôler ses processus de variation de la vigilance pour une meilleure harmonisation des divers systèmes en cause et donc également un meilleur équilibre de sa personnalité.

Le cerveau viscéral

Il nous faut brièvement parler de ce que les physiologistes nomment le cerveau viscéral.

Les mécanismes de l'émotion, de l'alerte, les mécanismes viscéraux et olfactifs (odorat) sont ceux qui ont été identifiés comme étant en rapport avec ce cerveau viscéral qui est plus un cerveau fonctionnel (de circuit) qu'une structure organique bien déterminée.

On pourrait, à propos du tonus affectif, dire que les impulsions émotives sont sous le contrôle d'un système particulier, lui-même en rapport avec le système nerveux neurovégétatif et le système humoral. Il dépend également de l'équilibre de la fonction réticulaire, qui joue donc un rôle très important dans la genèse de l'émotion et par conséquent de la douleur, des sentiments d'anxiété et des comportements agressifs.

On comprend, étant donné les connexions du cerveau viscéral avec la formation réticulaire, toute l'importance d'un meilleur contrôle de ses différentes fonctions par des techniques de sophronisation.

Le cycle veille-sommeil

Nous passons tous régulièrement (en principe toutes les vingt-quatre heures) de la veille au sommeil.

Le mécanisme du passage de la vigilance au sommeil est sous la dépendance de la formation réticulée mais aussi d'autres circuits cérébraux qui se trouvent dans les centres bulbaire, thalamique et hypothalamique. Il est inutile de développer l'ensemble des structures anatomiques et des circuits fonctionnels qui, grâce à une heureuse harmonisation, entrent dans ces mécanismes. Il faut cependant signaler qu'il existe différents niveaux qui vont de la veille au sommeil et qui sont au nombre de sept. Ces niveaux ou stades ont été établis à partir de cinq observations: le tracé électro-encéphalographique, le contrôle du comportement, la profondeur du sommeil, l'étude de la physiologie et l'état de rêve. Le tableau permet de mieux comprendre la signification de ces différents niveaux.

	Stades	E.E.G.	Comportement	Profondeur	Physiologie	Rêves
	Attention Vigilance détendue	Alpha	Relaxation	Engourdissement des perceptions		
	Spasmes myocloniques		Tressaillements	Réveil momentané		
SOMMEIL	I	Bas voltage	Flottement	Réveil facile	Température diminuée Respiration régulière	Images vagues et fragmentaires
	II	13/15 c/s (cycles-seconde)	Yeux ouverts	Réveil aux bruits légers	Lent roulement des yeux	Pensées fragmentaires Apparition de rêves parfaits
	III	Delta ample	Perte de contact avec l'extérieur	Réveil à des bruits plus importants	Température et tension diminuées	Amnésie
	IV	Delta	Sommeil	Sommeil profond	Température diminuée	Amnésie
	R.E.M.	Alpha comme à l'état de veille	R.E.M.	Difficultés pour réveiller le sujet et le ramener à la surface	Corps mou Erection T.A. variable Pouls et respiration variables Contraction des doigts et des orteils	Rêves

1. En examinant ce tableau, nous constatons que le premier niveau est celui de l'attention détendue, de la vigilance détendue, à laquelle correspond sur l'électro-encéphalogramme un rythme alpha. Le sujet est alors dans un agréable état de relaxation et il connaît déjà un certain engourdissement des perceptions.
2. Avant de passer au sommeil proprement dit, c'est-à-dire au troisième niveau (que l'on appelle généralement le premier stade du sommeil), le sujet va traverser une phase appelée deuxième niveau qui est celle des spasmes myocloniques, au cours desquels le sujet qui s'endort se réveille parfois en proie à quelques tressaillements. On peut d'ailleurs observer aussi ces tressaillements chez le sujet qui se sophronise.
3. Le troisième niveau (ou stade I classique) est celui où l'on assiste à une désynchronisation de l'électro-encéphalogramme, à une sensation de flottement de la pensée, où le réveil est encore facile, où le pouls est régulier alors que la température s'abaisse et que la respiration reste régulière. Mais il existe déjà ici des images et des pensées fragmentaires.
4. Le quatrième niveau (ou stade II classique) est celui où l'électro-encéphalogramme présente des rythmes plus rapides et où le sujet peut encore être réveillé par des bruits légers. À ce stade, on observe souvent un lent roulement des yeux que l'on retrouvera parfois en cours de sophronisation. Il existe des pensées fragmentaires et parfois déjà une ébauche de rêve.
5. Le cinquième niveau (ou stade III classique) est celui où l'électro-encéphalogramme montre un rythme lent delta assez ample et où le sujet perd vraiment contact avec le monde extérieur. À ce stade, il est difficile de le réveiller si ce n'est par des stimuli très importants. La température et la tension artérielle (T.A.) diminuent. Il y a amnésie.
6. Le sixième niveau (ou stade IV classique) est celui où l'électro-encéphalogramme montre les ondes classiques du

sommeil, ondes lentes delta et où le sujet est dans un sommeil très profond. Il devient à ce moment-là très difficile de le réveiller, la température est encore plus basse et il y a également amnésie.

7. Le septième niveau, encore appelé stade R.E.M. en anglais («rapid eyes movements») et P.M.O. en français (petits mouvements oculaires), a été désigné sous différents termes, le plus souvent contradictoires. Il convient donc de faire attention à la littérature à ce sujet, certains auteurs parlant de sommeil léger, d'autres de sommeil profond, d'où le nom souvent donné de sommeil paradoxal:

— Ceux qui parlent de sommeil léger se réfèrent à l'électro-encéphalogramme qui montre des ondes alpha, ce qui correspond au stade I, c'est-à-dire au stade de la relaxation, de la veille attentive (niveau sophro-liminal).

— Ceux qui parlent de sommeil profond se réfèrent au fait clinique en constatant qu'il est difficile de réveiller le sujet. À ce niveau, le corps est mou, il y a des érections, la tension est variable, le pouls et la respiration sont irréguliers, il peut exister des contractures des doigts, des orteils ainsi que des muscles cervicaux. Ce qui caractérise principalement cette phase, c'est le fait que le sujet rêve. Il existerait, au cours de la nuit, quatre à cinq périodes R.E.M., de plus en plus longues d'ailleurs. Ces périodes sont physiologiques et nécessaires à la vie. Si l'on empêche un sujet d'avoir des phases R.E.M. pendant plusieurs jours, la mort survient.

Des études ont été entreprises sur des soldats: sous contrôle électro-encéphalographique, on a réveillé pendant plusieurs jours des sujets dès qu'ils entamaient une phase R.E.M. Lorsqu'on les a laissés ensuite dormir normalement, ils ont accumulé anormalement un grand nombre de phases R.E.M. comme s'ils devaient récupérer leurs phases R.E.M. perdues. Cela montre que ces périodes sont physiologiquement indispensables.

Le tableau suivant présente les différentes phases d'une nuit de sommeil.

Décomposition d'une nuit de sommeil

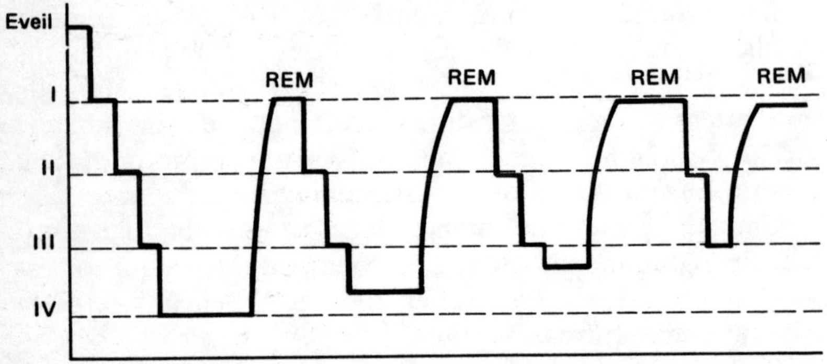

La première heure, le sujet plonge jusqu'au niveau le plus profond où il reste un temps relativement long (environ une heure et demie).
Ensuite, il remonte jusqu'au bord de l'éveil (R.E.M.) où il reste un temps bref (de sept à quinze minutes) pour replonger à un niveau qui sera chaque fois moins profond et d'une durée plus courte, alors que la remontée sera chaque fois plus longue jusqu'au réveil.

Lorsque le sujet s'endort, il plonge très rapidement au niveau le plus profond du sommeil et va ensuite remonter jusqu'au niveau I, qui est similaire à la période R.E.M. Il y reste un court instant, puis replonge dans un sommeil plus profond, mais n'atteindra plus la profondeur de son premier sommeil. Il reste quelque temps à ce niveau inférieur, puis remonte pour retrouver une période R.E.M. (de rêve) toujours similaire à la période I, où il reste un peu plus longtemps pour replonger peu après à un niveau profond mais moins que la période précédente. Au cours de la nuit, il va ainsi remonter à des périodes R.E.M. de plus en plus longues et redescendre à un niveau de moins en moins profond jusqu'au moment de l'éveil.

Il est important de remarquer que le stade dit de vigile détendue ou encore de relaxation, caractérisé électro-encéphalographiquement par un rythme alpha, semble identique à la période R.E.M. à la fois sur le plan physiologique et sur le plan comportemental, à l'exception peut-être de la profondeur du sommeil, ou plus exactement du degré de réveil. En fonction des différentes données présentées ci-dessus, on pourrait dire qu'il existe trois formes de vigilance : une vigilance diurne, une vigilance de l'état de rêve, la période R.E.M., et une vigilance sophronique. La vigilance sophronique est induite et dirigée alors que la vigilance diurne et la vigilance de l'état R.E.M. sont spontanées.

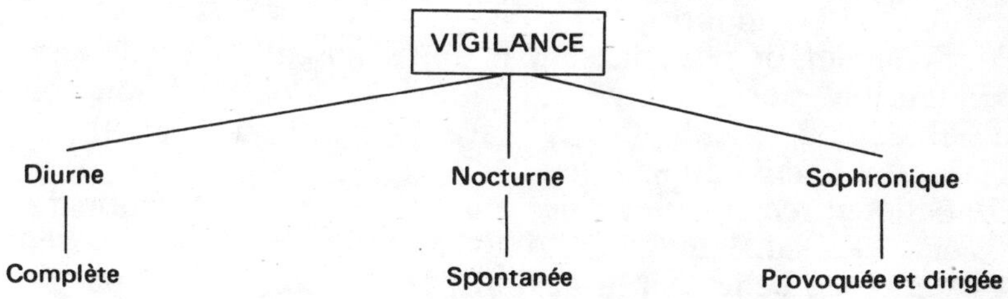

Baraquer-Bordas, neurophysiologiste espagnol, prétend qu'il existe quatre états de conscience :
— la vigilance,
— le sommeil,
— le rêve,
— l'état sophronique.
Nous pensons que l'état sophronique idéal possède les avantages du sommeil et du rêve sans en avoir les inconvénients.

LE TONUS MUSCULAIRE

La définition même de ce qu'est le tonus musculaire varie selon les auteurs :
— Pour Morin, le tonus musculaire est la légère tension des muscles qui leur donne une consistance caractéristique et qui

disparaît par section du nerf moteur ou des racines postérieures correspondantes de la moelle.

— Pour Cherington, il s'agirait d'une activité posturale du muscle fixant les articulations dans des positions déterminées, solidaires les unes des autres et composant l'attitude d'ensemble.

— Pour Raedemaeker, ce serait plutôt une tension des muscles grâce à laquelle les positions relatives des parties du corps seraient correctement maintenues et s'opposant aux modifications passives, c'est-à-dire involontaires.

— Enfin, Mamo décrit le tonus musculaire comme étant une toile de fond des activités motrices et posturales qui prépare le mouvement, fixe l'attitude, sous-tend le geste, maintient la statique de l'équilibre.

Pour résumer, on peut dire que le tonus musculaire est un état de tension permanente des muscles, d'origine réflexe, variable selon son adaptation et ayant pour but d'équilibrer la posture et l'activité générale.

On peut apprécier cet état des muscles soit par la position de l'articulation sur laquelle le tonus musculaire agit, soit par la résistance de celle-ci à la flexion passive, soit, enfin, par la palpation.

On peut diviser le tonus musculaire en deux catégories: le tonus permanent, qui est à la base des structures du schéma corporel; le tonus d'activité, qui peut être lui-même subdivisé en trois catégories (tonus d'attitude, tonus d'orientation, tonus d'expression).

Le tonus musculaire a trois fonctions

— Une fonction clonique, c'est-à-dire que la contraction musculaire est alors génératrice de mouvement — c'est la contraction phasique — et correspond alors au tonus d'activité.

— Une fonction tonique, qui est due à la contraction du muscle dit au repos et qui correspond au tonus permanent.

— Une fonction d'adaptation ou fonction de plasticité.

En sophrologie, lorsque nous utilisons les méthodes statiques, c'est la fonction tonique qui est mise en jeu, alors que dans la relaxation dynamique, c'est la fonction clonique.

Le tonus musculaire dépend des mécanismes réflexes à l'échelon médullaire (de la moelle), le mécanisme de base étant le réflexe myotatique (réflexe d'étirement, c'est-à-dire réaction du muscle à son étirement) qui, mis en œuvre à partir des propriocepteurs (récepteurs) informant de l'état du muscle, va atteindre le cerveau en passant par la moelle (réflexe), le bulbe, le tronc cérébral (substance réticulée).

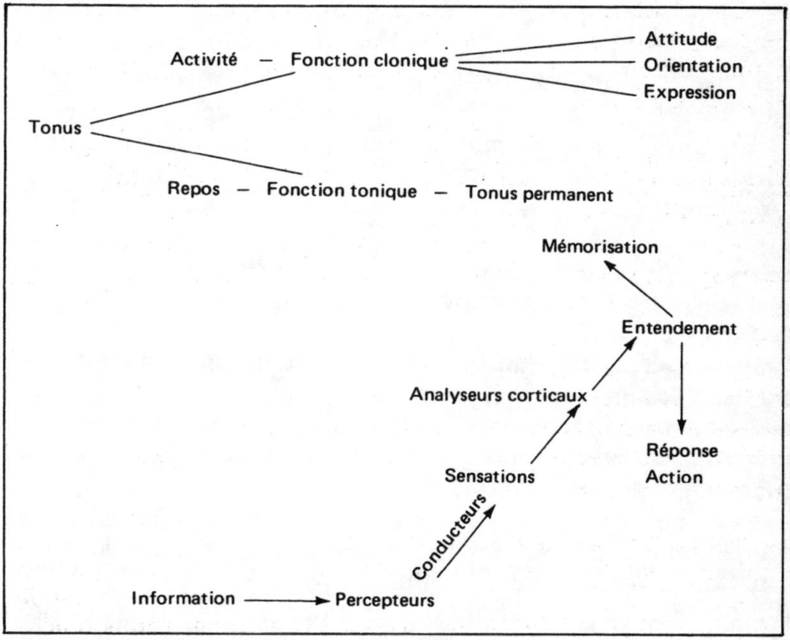

Les propriocepteurs musculaires, à la base du tonus, ne sont cependant pas les seuls en jeu, et il faut également tenir compte des propriocepteurs articulaires, ligamentaires et de ceux de l'appareil vestibulaire (responsable de l'équilibre). Il

faut aussi considérer les autres récepteurs des appareils nerveux périphériques comme les intérocepteurs viscéraux et les extérocepteurs de la peau. Ainsi, il existerait également un tonus d'accompagnement à mettre en parallèle avec les mouvements. Le tonus postural agirait sur le maintien de la statique et de l'équilibre et serait fonction de la formation réticulée, de centres réflexes ayant leur origine à la nuque et dans l'oreille interne, de la position des membres et des excitations extéroceptives.
La relaxation agirait en diminuant le seuil d'excitabilité du fuseau neuromusculaire, en rapport étroit avec la formation réticulée.
Les diverses informations reçues par les récepteurs sont ensuite acheminées, après distribution et régulation supra-médullaire (par la formation réticulée notamment), vers le cortex par des conducteurs et reçues alors par des analyseurs, en relation directe avec la conscience et donnant des sensations.
Les sensations sont le processus psychique le plus élémentaire se trouvant à la base de l'intégration du champ de la conscience.
Bien que cela sorte un peu du cadre neurophysiologique, il est utile de signaler que, pour Durand de Bousingen (élève et traducteur de J.H. Schultz), l'accompagnement musculaire du fonctionnement mental n'est plus une coïncidence. C'est même la condition de son fonctionnement dans la mesure où tonus mental et tonus musculaire sont les deux dimensions d'une même pulsion énergétique liée au plus profond de notre fonction psychique de la dualité corps et âme.
Il est également intéressant de consulter, à ce sujet, les études de Wallon concernant la corrélation entre tonus musculaire et tonus mental ou tonus de la conscience. Il est évident, étant donné l'importance de la formation réticulaire dans le mécanisme du tonus musculaire, que des interrelations étroites existent entre le tonus physiologique, ou tonus musculaire, et l'activité cérébrale, soulignant le parallélisme entre tonus musculaire et fonction de vigilance.

D'un point de vue neurophysiologique, il y aurait donc une action directe activatrice sur la conscience par l'intermédiaire des propriocepteurs ou stimulants musculaires. Cette activation est liée à une action sur la formation réticulée et, plus particulièrement, sur le système régissant la veille et le sommeil. On comprend dès lors que les techniques de sophronisation qui utilisent les méthodes de relaxation statique ou dynamique agissant sur le tonus musculaire et donc sur la formation réticulée ont une importance capitale pour l'activité de la conscience (rappelons d'ailleurs que, pour Jacobson, la conscience est musculaire).

En conclusion, on peut résumer les mécanismes neurophysiologiques de la prise de conscience et son influence sur le cortex cérébral de la façon suivante:

Le cortex cérébral et le système nerveux dans son ensemble capteraient les informations provenant du milieu extérieur et les transmettraient par l'intermédiaire de cellules nerveuses (neurones) et de signaux spécifiques, grâce à l'intervention de médiateurs chimiques excitateurs ou inhibiteurs, voire par transfert sanguin (hypophyse, hypothalamus). Ils régiraient ainsi le fonctionnement de l'organisme, c'est-à-dire son adaptation au milieu extérieur. Le système nerveux central animerait les fonctions de motricité et de sensibilité et, par l'intermédiaire de la formation réticulée, permettrait la prise de conscience du milieu qui nous entoure, facilitant l'adaptation de notre comportement.

L'information se traduirait, dans le champ extéroceptif ou proprioceptif, par une sensation. Cette sensation se transmettrait grâce au neurone jusqu'à des récepteurs spécifiques pour passer à des analyseurs centraux et permettre, grâce à l'harmonisation de tous les systèmes fonctionnels du cerveau, une réponse adéquate motrice ou sensible.

Le fonctionnement de tous ces mécanismes étant lié à l'intervention du tonus musculaire, de la formation réticulaire et du cerveau viscéral, la sophronisation, qui agit sur ces divers systèmes, permettrait une récupération de toutes les fonctions du cerveau et une meilleure coordination.

L'adaptation équilibrée à la vie exige l'intégrité anatomique et physiologique de ces systèmes fonctionnels, de telle manière qu'un stimulus engendre une réponse adéquate. Cela n'est possible que grâce à l'harmonisation du fonctionnement de la formation réticulaire.
La sophronisation tend à établir l'harmonie et l'équilibre de la fonction réticulaire par un autocontrôle et une meilleure adaptation de celle-ci.
La sophronisation se veut être le robinet qui ouvre, ferme ou module cette formation réticulaire pour une meilleure harmonisation.

LE SCHÉMA CORPOREL

Le schéma corporel constituerait une structure permanente et, cependant, constamment en cours d'organisation ou d'ajustement dynamique qui permettrait à l'individu de façon plus ou moins consciente, et souvent de façon insconsciente :
— d'avoir de son propre corps une image à la fois unifiée et diversifiée, synthétique et analytique ;
— de pouvoir supporter les modifications provoquées par des sources externes ou internes (mouvements, sensations) et d'avoir ainsi une conscience immédiate des états et des attitudes de son corps ;
— de situer le corps dans un espace environnant, défini par ses coordonnées spatiales, le corps occupant lui-même un certain espace (espace postural) ;
— de fournir le cadre de référence aux activités sur le monde ;
— d'assurer par là la permanence et l'unité de la personne, ainsi que la conscience qu'elle en a.
Selon Henri Piéron, le schéma corporel « est la représentation que chacun se fait de son corps et qui lui permet de se repérer dans l'espace. Fondée sur des données sensorielles multiples proprioceptives et extéroceptives, cette représentation schématique est nécessaire à la vie normale et se trouve atteinte

dans les lésions du lobe pariétal». Au niveau anatomique et physiologique, les neurologues ont pu définir qu'à telle zone du cerveau correspondait telle partie du corps, aussi bien au niveau de la sensibilité, de la motricité que de la représentation spatio-temporelle. On sait en effet que la destruction de certaines zones du cerveau entraîne une insensibilité, une paralysie et parfois même une totale négligence ou ignorance de la partie du corps intéressée, et qu'inversement l'amputation d'un membre est suivie de la perception erronée d'un membre fantôme et de pseudo-sensations à son niveau, en raison de la persistance de la zone cérébrale où s'est construite l'«image» de ce membre[1].»

Une élaboration progressive

Avant de parvenir à ces définitions, de nombreuses approches ont été nécessaires. Au début du XIXe siècle, le physiologiste Reil crée le concept de cœnestésie[2]. Ce terme est censé recouvrir l'ensemble des sensations qui, des diverses parties du corps, sont transmises aux centres nerveux. Cette notion d'ordre strictement physiologique n'est pas satisfaisante.

Le neurologue français Pierre Bonnier, qui étudie l'oreille et sa pathologie, notamment le vertige, est conduit à s'intéresser à l'équilibre du sujet dans son cadre spatio-temporel. Le premier, il émet l'hypothèse que le vertige pourrait relever d'un trouble d'un «schéma», c'est-à-dire de la figuration topographique du corps que chacun posséderait en soi. Cette notion de schéma est essentiellement un modèle perceptif du corps comme configuration spatiale.

Le Tchèque Arnold Prick parlera d'image spatiale du corps. L'Anglais Henry Head, de schéma postural, l'Autrichien Paul Schilder, de schéma corporel, le Belge Ludo van Bogaert, d'image de soi, les Français Jean L'Hermitte, d'image du moi corporel, Henri Wallon, de conscience du corps propre. Mais, au-delà des différences de terminologie, les définitions adoptées par chaque chercheur prennent en compte beaucoup plus de facteurs que ne l'avait fait Bonnier.

1. P. Debray-Ritzen et coll.: *la Psychologie de l'enfant de A à Z* (Paris, Retz., 1976).
2. Du grec *koinos,* commun, et *aisthesis,* sensation.

De même que le cerveau est bien autre chose qu'un schéma représenté en neurologie, le schéma corporel est beaucoup plus qu'une représentation topographique des parties du corps.

Une notion multiple
Trois groupes de facteurs entrent en jeu dans l'élaboration du schéma corporel: les facteurs physiologiques, affectifs et sociaux.

1. *Les facteurs physiologiques*
Au premier rang des facteurs physiologiques, il faut placer les sensations. Prick, Schilder et L'Hermitte insistent surtout sur les sensations cutanées enregistrées par la peau et le toucher et les sensations visuelles ou optiques.
Henry Head, lui, va mettre l'accent sur les sensations musculaires et articulaires provoquées par le déplacement du corps, ce qui explique son expression de «schéma postural». Dans ce cas, chaque mouvement effectué par le sujet est immédiatement perçu par l'ensemble du corps.
Les réponses motrices, surtout étudiées par les psychologues chez les enfants, concernent la coordination des gestes, les premières acquisitions: marche, manipulation d'objets, jeux, divers apprentissages.
«Le nouveau-né ne distingue pas son corps jusqu'au sixième mois, ses mains et ses pieds lui apparaissent comme des objets étrangers. L'enfant n'a qu'une vision partielle de son corps, celle des organes ou membres que ses yeux lui permettent d'apercevoir.
C'est pourquoi se regardant dans une glace, l'enfant de sept mois cherche dans un premier temps à saisir l'image qu'il voit.»
De nombreux tests permettront ultérieurement de mesurer la connaissance que l'enfant a de son corps et des rapports constants entre les différentes parties de son corps, notamment l'étude du dessin d'un bonhomme.
Les sensations respiratoires, viscérales, circulatoires, thermiques ne jouent pas un rôle très important, encore que des

douleurs organiques puissent influer sur la constitution de l'image du corps de certains malades souffrant de troubles cardiaques, circulatoires ou respiratoires chroniques.

2. *Les facteurs affectifs*
C'est à Schilder que l'on doit d'avoir insisté sur les composantes affectives de l'image du corps.
Chez l'enfant, activité sensori-motrice et réactions affectives sont constamment liées. La douleur et le plaisir colorent toujours les modifications du corps propre et la conscience qu'en prend l'enfant. Pour Schilder, il semble que la douleur soit l'un des facteurs qui permettent l'organisation de l'image du corps.
Dans une perspective psychanalytique, Schilder a insisté sur le rôle joué par les différentes zones érogènes (buccale, anale, génitale) dans la constitution de l'image du corps. Tout corps est un corps sexué.

3. *Les facteurs sociaux*
L'image du corps sexué s'accompagne toujours, consciemment ou non, d'un jugement de valeur: on s'estime beau ou laid, trop petit ou trop grand, trop gros ou trop maigre. Ces jugements ne sont, en fait, que le reflet des jugements que nous prêtons à autrui.
Le groupe social dans lequel nous vivons, la famille, offre des modèles d'identification et d'imitation, surtout pour l'enfant. C'est dans le même groupe social que l'enfant apprendra les mimiques, le langage, la marche, les jeux, qu'il acquerra les différents apprentissages puisqu'il saura établir des relations avec les autres.
Ce groupe social est également porteur de jugements de valeur à travers la «morale du corps», et en particulier sa sexualité, mais aussi à travers la mode et la conception de la beauté qui prédominent à un moment donné.
À notre insu, notre image du corps est donc tributaire de l'entourage humain. Nous ne nous sentons «être» que pour et par autrui.

La modification du schéma corporel

Le schéma corporel peut être modifié ou altéré lors de certaines maladies. L'atopognosie déjà observée par Prick en 1908 présente un sujet incapable d'exécuter des mouvements sur son propre corps, de localiser les sensations externes, de distinguer le côté gauche du côté droit. Dans ce cas, les lésions cérébrales empêchent le malade de faire coïncider les sensations qu'il ressent avec l'image qu'il a de son corps : or cette image, ou connaissance topographique du corps, serait pour Prick assurée par une carte mentale ou un mini-atlas cérébral découlant de l'association de sensations cutanées avec les sensations visuelles correspondantes.

Un autre exemple plus connu d'altération du schéma corporel, celui des blessés de guerre qui, amputés d'un membre, bras ou jambe, continuent à ressentir des sensations dans ce membre disparu, confirme aussi cette notion d'image persistante dans la zone cérébrale.

Mais le schéma corporel peut être également et plus simplement modifié par les changements de posture ou par l'utilisation d'objets ou d'outils qui vont prolonger les limites de notre corps: la canne de l'aveugle, les skis et les bâtons du skieur, la raquette du tennisman, la machine à écrire de la dactylographe.

Le cas le plus évident de modifications de schéma corporel est sans conteste celui engendré par la conduite d'une automobile. Tous ceux qui ont un jour changé de véhicule ont mesuré combien, dans les premiers moments, ils se sentaient malhabiles. Après quelque temps, ayant intégré cérébralement leur nouvelle dimension, leur nouveau schéma corporel (conducteur et carrosserie), ils ont pu à nouveau circuler sans problème.

La sophrologie, par des exercices appropriés de relaxation dynamique et de sophro-acceptation progressive, contribue à faire accepter le schéma corporel altéré ou modifié. Elle le fait dans un but thérapeutique pour corriger et améliorer certains dysfonctionnements, certains troubles, mieux accepter certaines amputations ou mutilations. Elle le fait surtout et de-

plus en plus dans un but pédagogique, en aidant les individus à mieux apprendre certains gestes, à réaliser plus facilement des mouvements nouveaux, à intégrer de nouvelles dimensions naturelles comme celles résultant de l'état de grossesse ou celles provoquées par l'adjonction au bout des membres d'instruments ou d'outils.
La sophro-pédagogie peut déjà se prévaloir de réussites spectaculaires dans les domaines les plus variés.

LES RÉFLEXES CONDITIONNELS

Les réflexes sont les moyens par lesquels les fonctions organiques (observables) entrent en liaison avec les agents du monde extérieur (mesurables). Si l'on montre de la viande à un chien qui a faim, il salive.
Si l'on fait entendre à ce chien, avant de lui présenter la viande, une sonnerie, on constate, après avoir répété plusieurs fois cette association, que la simple audition de la sonnerie provoque, chez l'animal, une sécrétion de salive. On a établi alors un réflexe conditionnel.
Cette expérience, devenue classique, du physiologiste russe Pavlov, met en jeu cinq éléments et leurs relations :
— *La réaction inconditionnelle* (ou réflexe absolu) est la réponse d'un organisme à une stimulation déterminée venant du milieu (ici, c'est la salivation).
— *Le stimulus inconditionnel* ou absolu est un événement du milieu déclenchant de façon constante la réaction inconditionnelle (le stimulus inconditionnel est ici la viande).

Viande	⟶	**Salivation**
Stimulus inconditionnel		Réaction inconditionnelle (réflexe absolu)

— *Le stimulus neutre* est un autre événement du milieu ne déclenchant pas, a priori, la réaction inconditionnelle étudiée (le stimulus neutre est ici la sonnerie qui précède la présentation de la viande).

— *Le stimulus conditionnel* est le nom donné au stimulus neutre lorsqu'il a acquis la propriété de déclencher la réaction inconditionnelle (c'est ici la sonnerie lorsqu'elle est devenue, seule, opérante).

Sonnerie + Viande ——→	**Salivation**
Stimulus + Stimulus neutre inconditionnel	Réaction inconditionnelle

— *La réaction conditionnelle,* enfin, est la réponse obtenue grâce à ce stimulus conditionnel (c'est la salivation du chien obtenue par l'audition de la sonnerie).

Au XVIIe siècle, Descartes avait introduit la notion d'arc réflexe qui avait permis d'étudier le fonctionnement des segments inférieurs (moelle) du système nerveux animal. Ensuite, Pavlov et l'école russe en ont prolongé l'application au niveau du segment supérieur (hémisphères cérébraux, sièges du psychisme).

Alors que la réflexologie, méthode scientifique, étudie objectivement des phénomènes psychiques, la sophrologie s'efforce de les interpréter subjectivement et de les appliquer dans l'apprentissage des techniques sophroniques.

Ouvrons ici une parenthèse qui a son importance. En effet, la terminologie ancienne, lourde de compromis historique, empêche la compréhension du phénomène dans sa totalité. Le terme de réflexe conditionnel (ou conditionné) prête à confusion pour n'être compris que comme une simple

Sonnerie ——→	**Salivation**
Stimulus conditionnel	Réaction conditionnelle (réflexe conditionnel)

réponse physiologique au niveau de la moelle épinière. Jean-François Le Ny préfère donc utiliser une expression comme «réaction conditionnelle», plus apte à définir, dans toute son entité, la réponse d'un organisme à une stimulation du milieu. Cette parenthèse refermée, rappelons que la psychologie animale (Szimanski, 1932) distingue trois catégories de réactions:

— *Les réactions primaires,* innées, dépendant uniquement des structures morphologiques et des propriétés physiologiques des organismes. Les réflexes simples absolus appartiennent à ce type (la salivation du chien affamé à la vue de la viande est une réaction primaire).

— *Les réactions secondaires,* acquises au cours de l'apprentissage et perfectionnées par l'exercice. Les réflexes conditionnels appartiennent à ce type. Il en est de même des actes plus ou moins automatiques liés à une habitude ou à une manifestation de la mémoire. Exemple: le dressage.

— *Les réactions tertiaires,* suscitées par les besoins de l'adaptation à une situation nouvelle. De telles réactions exigent une compréhension de la situation et un minimum de réflexion. Elles peuvent être qualifiées d'actes intelligents. La fuite, par exemple, peut être rattachée à ce type de réactions.

On commence à pressentir que l'extrapolation du domaine animal au domaine humain est tentante, d'autant que des recherches récentes confirment que toute l'activité actuelle d'un sujet — et c'est d'autant plus vrai qu'il est plus évolué — dépend de son activité et de son environnement passés.
L'étude du conditionnement et des mécanismes d'apprentissage nous permet de progresser dans l'approche du psychisme, même si ce dernier est autre chose qu'une simple somme de réflexes conditionnels.

L'APPRENTISSAGE CHEZ L'ANIMAL

Indépendamment du conditionnement salivaire, devenu une

sorte de prototype, un nombre important de réactions peuvent être conditionnées suivant le même schéma. C'est parce que le monde extérieur est changeant que l'organisme, pour s'adapter, doit aussi changer, c'est-à-dire apprendre. On peut rapprocher du conditionnement classique, en tenant compte toutefois de la complexité des structures supérieures, d'autres phénomènes comme ceux de l'apprentissage.

Les travaux de Miller et Konorski (1928), ceux de Skinner (1958) avec sa fameuse boîte et enfin ceux de Hilgard et Marquis (1940) ont abouti à la notion d'existence de deux types de conditionnement :

1. Celui étudié par Pavlov ;
2. Le conditionnement de second type appelé conditionnement opérant, ou encore conditionnement instrumental.

La différence entre les deux réside dans le fait que, dans la situation pavlovienne, c'est le stimulus à conditionner (donc la sonnerie) qui précède l'apparition du stimulus inconditionnel de renforcement (la viande), alors que, dans le conditionnement instrumental, c'est de la réponse que dépend la présentation du renforçateur : c'est elle qui détermine sa présence ou son absence ; c'est parce que la nourriture arrive que le rat apprend à appuyer sur le levier après un certain temps d'apprentissage. Il existe également l'apprentissage d'échappement, ce qui signifie que l'organisme reçoit un stimulus négatif, désagréable ; il peut l'interrompre en accomplissant une réaction adaptée (cessation d'une stimulation électrique, désagréable si un rat se place dans la partie sombre de la cage), apprentissage d'échappement qu'il ne faut pas confondre avec celui d'évitement où l'organisme reçoit une stimulation désagréable s'il ne fait pas la réaction adaptée, mais ne reçoit pas cette stimulation s'il la réalise.

Caractéristiques fondamentales

L'extinction

Dans l'exemple initial du chien, à la seule audition de la sonnerie, pendant un certain temps, il salive puis, peu à peu, la salive devient moins abondante et disparaît. C'est Pavlov

qui a proposé le terme d'extinction pour désigner ce phénomène. Approfondissant l'expérimentation, il a montré que si on faisait de nouveau entendre au chien, après un certain temps, la sonnerie, devenue inopérante à cause du phénomène d'extinction, la salivation réapparaissait, comme s'il y avait récupération spontanée. Pavlov, reprenant les conclusions du physiologiste Setchenov, son contemporain, a émis l'hypothèse que l'extinction serait due à une sorte d'inhibition d'un groupe de cellules du cerveau. Les recherches modernes n'ont pas encore pu vérifier cette hypothèse qui reste néanmoins attrayante, d'autant que Pavlov a également montré qu'un stimulus parasite (un bruit, par exemple) survenant pendant l'extinction réamorçait l'apparition de la réaction conditionnelle (la salivation) par une sorte de désinhibition.
Notons enfin que ce phénomène d'extinction n'a pas lieu lorsqu'on utilise un stimulus de renforcement de façon intermittente (présentation de la viande, par exemple).
C'est l'extinction qui permet à l'organisme de s'ajuster à l'environnement, d'affiner les relations entre les conditions extérieures et son comportement.
Plus on s'élève vers les animaux évolués, plus on constate que l'apprentissage est rapide et les extinctions aisées, ce qui tendrait à prouver que l'extinction a un rôle correcteur.

La généralisation conditionnelle
Lorsque la réaction conditionnelle est bien établie en réponse à un stimulus défini ou stimulus original, la présentation d'autres stimuli peut provoquer la même réaction. Si le chien conditionné salive à l'audition d'une sonnerie électrique, par exemple, il pourra également saliver à l'audition d'une sonnette de vélo. On a donné à ce phénomène le nom de généralisation conditionnelle. Plus ces stimuli se rapprochent du stimulus original, plus ils sont efficaces. Plus ils en diffèrent, plus la réaction est faible. Si le chien salive encore à l'audition d'une sonnette de vélo, proche de la sonnette électrique, il salivera moins à l'audition d'une clochette ou d'un gong.

Ce phénomène de généralisation peut s'étendre jusqu'au langage. Markosian (Moscou, 1957) a montré, dans un premier temps, que chez l'animal la coagulation du sang est accélérée par un choc électrique (stimulus inconditionnel). Il fait, expérimentalement, précéder ce choc électrique par le son d'un métronome et, au bout d'un certain temps, il établit une réaction conditionnelle : le seul son du métronome accélère la coagulation du sang. Markosian poursuit l'expérimentation chez l'homme et constate les mêmes résultats : l'accélération de la coagulation du sang est obtenue également par un choc électrique, et la réaction conditionnelle peut être établie par le métronome. Il remplace ensuite le métronome lui-même par la prononciation du mot « métronome » et observe la persistance de la réaction conditionnelle (l'accélération de la coagulation sanguine). Markosian substitue ensuite au mot « métronome » celui de « métropole » et constate également une réaction d'hypercoagulabilité, quoique moindre, et moindre encore au mot « microscope ».
C'est ici la signification qui fonde la similitude, d'où le nom de généralisation sémantique donné au phénomène.
Un autre exemple permettra peut-être de mieux comprendre ce phénomène de généralisation : si, au cinéma, des spectateurs aperçoivent de la fumée et des flammes, ils se lèvent et se sauvent : c'est en quelque sorte le premier système de signalisation. En revanche, si un spectateur se lève et crie : « Au feu, sauve qui peut ! », alors qu'il n'y a rien, il y a néanmoins de grandes chances pour que de nombreux autres spectateurs se lèvent et se sauvent !
La parole est donc le second système de signalisation. Ce phénomène de généralisation constitue, pour Pavlov, un processus de synthèse. Dans la vie quotidienne, grâce à ce phénomène, un conditionnement systématique à tous les aspects d'un stimulus générique n'est plus nécessaire : une fois pour toutes, le chat, conditionné dès son jeune âge, réagira à tous les chiens !

L'analyse

Nous venons de voir que l'organisme est capable de synthèse. Il est également capable d'analyse et peut réagir de façon différenciée à des stimuli de signification différente. Si on établit une réaction conditionnelle de salivation à l'aide de sons très proches les uns des autres, mais dont un seul est renforcé régulièrement par la présentation de la viande (même si ce son est le plus faible en intensité), peu à peu on obtiendra la salivation uniquement à ce son.

Ce phénomène a pu être expliqué par le rôle des analyseurs corticaux que la neurophysiologie a pu mettre en évidence. Les stimuli agissent sur des percepteurs qui transmettent la perception par des voies afférentes à des relais et, de là, aux analyseurs des centres nerveux, notamment du cortex.

Ce phénomène de discrimination montre l'existence des multiples rouages et mécanismes du système nerveux permettant à l'organisme de s'adapter aux conditions de l'environnement selon les situations différentes qu'il peut décomposer, analyser, afin, ensuite, d'en faire la synthèse. Ces fonctions atteignent leur plus haut niveau chez l'homme.

La stéréotypie

Si des stimuli différents entraînant des réactions différentes sont répétés à intervalles réguliers pendant un temps assez long, il s'établit, en quelque sorte, une chaîne de conditionnements successifs (le réveil sonne, je me lève, je mets mes chaussons, je vais à la salle de bains, je me lave les dents...). Si, une fois, on commence la chaîne sans pouvoir la continuer, le reste des réactions est néanmoins établi même si un maillon de la chaîne a sauté. Ne connaissons-nous pas tous de ces individus ainsi conditionnés par stéréotypie, toute leur journée, quoi qu'il arrive ?...

La motivation

Pour que la sonnerie déclenche le processus de salivation chez le chien, une condition est nécessaire : il faut que le chien ait faim, il faut qu'il y ait une motivation fondamentale. On appelle motivation primaire cet état intermédiaire causé par la privation et déterminant le comportement, ou encore la propension générale à agir qui caractérise un organisme placé dans un état de besoin biologique. Il faut ajouter que la motivation ne conduit pas seulement à une augmentation diffuse de la réactivité mais aussi à une sélection de certaines stimulations privilégiées auxquelles l'organisme réagit de façon particulière.

Il est donc certain que motivation primaire et besoin sont liés, mais le besoin est un état de l'organisme (manque de glucose dans le sang, par exemple) alors que la motivation est un état du système nerveux résultant de ce besoin et susceptible de pousser l'organisme à une activité.

Cette motivation, ou plus précisément le désir de diminuer sa sensation de faim, peut être considérée comme un élément renforçateur du conditionnement (la faim est le mobile, le désir de réduire sa sensation de faim renforce le stimulus opérant).

On classe généralement les motivations en motivations apéritives — engendrant des comportements de recherches — et motivations aversives, induisant des comportements de fuite.

Il faut noter que plus la motivation augmente et plus la discrimination diminue : ainsi plus le chien a faim parce qu'on retarde le moment de la sonnerie (stimulus conditionnel), moins il différencie les sons utilisés.

Dans les sphères supérieures, chez l'homme en particulier, la motivation pourrait être simplement le manque de stimulations. Ainsi, dans les vols intersidéraux, on a pu remarquer que les cosmonautes avaient du mal à s'adapter au manque de stimulations !

Nous venons de voir les motivations dites primaires liées au besoin, parmi lesquelles on peut placer la faim, la soif, le sommeil, l'instinct sexuel, etc. Il faut également considérer les motivations dites secondaires, qui peuvent être définies comme une « incitation à agir » acquise par conditionnement ou apprentissage. Ainsi la faim, par exemple, correspond certes à un besoin primaire mais aussi à un conditionnement aux heures des repas. Si l'échappement (fuite avant le danger) peut être considéré comme une motivation primaire, par contre l'évitement (se prémunir du danger) doit plutôt être considéré comme une motivation secondaire mue par la peur du stimulus désagréable. Enfin, la motivation peut être également considérée comme l'élément renforçateur du conditionnement secondaire. Une fois que la sonnerie a déclenché la salivation, on peut la faire précéder par un autre stimulus (un carré noir, par exemple). Pendant un certain temps, ce stimulus, qui n'a jamais annoncé l'apparition de la viande fera, lui aussi, saliver le chien affamé !

En résumé, l'élément déterminant dans le mécanisme du conditionnement est le renforcement : c'est en fonction de celui-ci que l'organisme ajoute de nouvelles activités ou qu'au contraire il en supprime. L'extinction, elle, permet à l'organisme de constater les modifications apparues dans une situation donnée et d'adapter son comportement.

LE CONDITIONNEMENT CHEZ L'HOMME

Les caractéristiques qui font de l'homme un être pensant et agissant, qualitativement différent des animaux, jouent nécessairement un rôle dans la façon dont il se conditionne. Mais le conditionnement classique a chez l'homme une place plus importante qu'on ne le pense généralement. En effet, tous les mobiles sont socialement conditionnés : l'éducation complique et affine les pulsions primitives. Par exemple, l'élan affectif est compliqué par la retenue et affiné par les règles du savoir-vivre. Le conditionnement est également évident dans le domaine de la vie végétative (horaire et ordre des repas). Toutefois, si chez l'enfant la réaction conditionnelle s'établit pratiquement de la même façon que chez l'animal, il n'en va pas de même chez l'homme. Plus l'homme devient adulte et plus les difficultés s'accroissent : il faut, par exemple, que le sujet « ne se rende pas compte », comme s'il fallait soustraire la faculté conditionnelle du sujet à sa conscience, sa pensée, sa volonté, etc. D'où l'importance des procédés de condi-

tionnement utilisés chez l'homme comme la publicité (répétition des stimuli, excitation sensorielle, utilisation de la mode, mise en valeur du besoin, renforcement verbal, etc.).
L'activité volontaire est-elle radicalement différente du conditionnement? Beaucoup de psychologues pensent que non, mais l'expérimentation n'a pas encore été suffisamment poussée dans ce domaine. Il apparaît cependant que la voie d'investigation des activités supérieures passe par l'étude objective du langage. On a vu combien le phénomène de généralisation sémantique jouait un rôle fondamental dans le langage, et son apprentissage chez l'enfant doit, en partie, se faire grâce à ce phénomène qui s'applique aussi au conditionnement de second ordre, que Skinner et l'école behavioriste américaine ont développé et approfondi. Plus l'enfant avance en âge et plus la généralisation phonétique est remplacée par la généralisation sémantique, les synonymes remplaçant les homonymes: si l'on établit une réaction de plaisir (sourire, par exemple) au mot «fleur», peu à peu le mot «rose» ou le mot «pétale» pourront aussi déclencher ce sourire. Les mots permettent le maniement idéal des objets en leur absence. Plus les mots sont courants et plus ils sont renforcés, puisque souvent utilisés. Les lois du conditionnement ont pu être mises en valeur dans l'apprentissage du langage chez l'enfant, mais aussi chez l'adulte, notamment lors de l'apprentissage des langues étrangères, avec le renforcement, la généralisation, la discrimination, etc.
De même, dans les associations verbales, on retrouve, pour une grande part, les mécanismes conditionnels. Ces différentes constatations ont permis l'investigation de l'expérience psychologique de l'individu et servi dans le diagnostic des cas pathologiques. Par exemple, le mot «cœur» pourra induire chez certains sujets le mot «amour» et chez d'autres, névrosés et anxieux, le mot «infarctus». Malheureusement, les études, d'un point de vue purement conditionnel, n'ont pas encore été suffisamment poussées. Il n'est pas question de franchir le pas séparant les mécanismes du conditionnement et les mécanismes des activités supérieures de la pensée. Il existe une

différence qualitative entre les deux mécanismes, mais certaines activités supérieures répondent, elles aussi, aux mécanismes du conditionnement. Il y a, dans ce domaine, beaucoup de recherches à faire, car il est certain que, même dans les opinions les plus personnelles, les plus «libres», l'empreinte du conditionnement familial ou social peut être retrouvé.

SOPHROLOGIE ET RÉFLEXES CONDITIONNELS

Nous venons de parcourir ici la passionnante question des réflexes conditionnels. La sophrologie, basée sur la phénoménologie, peut être le nouveau moyen d'étude des phénomènes de conditionnement. La sophronisation, quant à elle, utilise ces mécanismes pour l'application, l'apprentissage et l'efficacité de ses méthodes.

En effet, à la base de toute sophronisation, se trouve le Terpnos Logos qui peut être considéré comme un stimulus neutre entraînant une réaction de bien-être par la détente musculaire et mentale.

L'action du Terpnos Logos peut être assimilée à une stimulation faible et monotone tendant à mettre les centres nerveux intéressés en un état d'inhibition qui irradie de proche en proche à partir du centre auditif. La relaxation musculaire entraîne une suppression massive des signaux excitant le cortex. Il y aurait, parallèlement, l'action du sophrologue par le Terpnos Logos et l'action du sophronisé lui-même sur son tonus musculaire pour l'obtention de cette extinction ou inhibition qui est un effacement actif des conditionnements préalables, instaurant, en quelque sorte, une pause qui permet l'analyse: l'organisme peut constater que la situation vitale est différente de ce qu'elle était antérieurement et peut adapter son comportement aux nouvelles conditions. C'est, en somme, une analyse temporelle. Nous avons vu que l'inhibition permettait de corriger l'adaptation de l'organisme à son environnement, de freiner ou même d'annuler des habitudes

nuisibles et de moduler celles qui sont mal adaptées. L'analyse et son mécanisme, l'inhibition, semblent bien être les composantes essentielles de l'intelligence.
Outre cette inhibition, les techniques sophroniques utilisent le phénomène de la réaction conditionnelle dans leur apprentissage. En effet, l'entraînement sophronique est très important car il tend à instaurer chez le sujet une nouvelle réaction à l'événement, c'est-à-dire, en quelque sorte, une extinction réflexive spontanée favorisant l'analyse.
Les autres caractéristiques du mécanisme conditionnel, comme la généralisation, la discrimination, la motivation, peuvent être appliquées à la sophronisation.
La généralisation peut être mise en évidence notamment lors d'une sophronisation, chez un sujet déjà entraîné, en langue étrangère. Il suffit alors que le sophrologue utilise le Terpnos Logos avec son rythme, la voix douce et monocorde, pour obtenir le même résultat, c'est-à-dire l'état sophronique. Des expériences ont été faites chez des Français ne connaissant pas les langues utilisées avec d'excellents résultats. Cette généralisation peut être également appliquée sur la réaction elle-même : il suffira à un sujet entraîné de commencer sa propre sophronisation pour parvenir très rapidement à un résultat sans passer par toutes les étapes du début. En fait, c'est le but même de l'entraînement que d'obtenir une réaction de relaxation rapide à tout événement stressant, dans le sens d'une liaison conditionnelle non plus temporaire mais permanente, grâce à l'extinction, phénomène répondant lui-même à la généralisation.
C'est par elle que l'on peut expliquer que les bruits extérieurs parasites, tout comme les pensées parasites, intérieures, ne viennent plus troubler le sophronisé dès qu'une attention suffisante s'est concentrée à la fois sur l'audition du sophrologue et sur la relaxation musculaire, seuls stimuli positifs acceptés pour l'obtention du niveau sophro-liminal.

Les résultats obtenus varient proportionnellement à la motivation

Enfin, la motivation est chez l'homme un élément essentiel.

En effet, si, dans l'expérience classique de Pavlov, la faim est nécessaire à l'obtention d'une réaction conditionnelle salivaire, la faim de bien-être est également nécessaire pour l'obtention d'un bon résultat par la sophronisation. Nous avons d'ailleurs remarqué que plus nous avions affaire à des sujets nerveux, anxieux, timides, plus les résultats étaient rapides, car la motivation était évidente. Lorsque cette motivation n'est pas aussi forte, l'explication de la méthode, des buts que l'on cherche à atteindre et de l'alliance sophronique devient primordiale.

En résumé, s'il n'est pas question de ramener ici la sophronisation à un simple mécanisme de conditionnement, car la complexité du psychisme humain interdit une telle simplification, il n'en reste pas moins vrai que l'utilisation des phénomènes de réaction conditionnelle dans le but positif par une utilisation de toutes ses facultés trouve ici une partie de sa justification.

CHAPITRE 5

LES TECHNIQUES SOPHRONIQUES

LES MÉTHODES PASSIVES

Toutes les techniques se déroulent selon une même codification. Après le préambule nécessaire de l'anamnèse, le sophrologue propose au patient la méthode, lui explique son déroulement, sa durée (dix minutes dans la grande majorité des cas); il l'informe de l'enregistrement magnétique sur cassette, afin que le patient puisse se servir de ce moyen pour son entraînement quotidien, chez lui. Après acceptation de ces modalités, c'est-à-dire lorsque l'alliance sophronique est établie, le sophrologue réalise une sophronisation simple (que nous allons décrire) à laquelle il ajoute, au cours de séances ultérieures, des méthodes d'activation intra-sophroniques, ce qui signifie qu'il utilise le niveau sophro-liminal obtenu par la sophronisation simple pour activer, toujours selon le principe de l'action positive, le potentiel et les capacités sous-jacentes du sujet. La méthode terminée, il pratique la désophronisation et achève l'entraînement par les commentaires postsophroniques.

On peut donc établir un résumé chronologique qui sera applicable pour chaque méthode:

— anamnèse,

— explication de la méthode,

— acceptation du plan proposé,
— sophronisation simple,
— activation intra-sophronique,
— désophronisation,
— commentaires postsophroniques.

La sophronisation simple
Elle se déroule en deux temps: relaxation physique et relaxation mentale.

Relaxation physique
Le sujet se place dans une position aussi confortable que possible, généralement allongé, dans les techniques dites statiques, mais il peut prendre une autre position de son choix, assis ou même debout. Le sophrologue lui demande de respirer profondément une ou deux fois et de fermer les yeux afin de favoriser la concentration. La relaxation proprement dite peut alors débuter.
Le sophrologue demande au sujet de commencer par le visage, c'est-à-dire de fixer son attention sur son visage, de le visualiser mentalement et de laisser aller tous les muscles: ceux du front, des paupières, des tempes, des joues, des mâchoires et de l'intérieur de la bouche, de la langue. Il lui demande de se concentrer, non seulement sur la détente progressive de tous ses muscles, mais sur les différentes modifications perçues au cours de cette décontraction, ou encore sur tout autre perception très personnelle. L'examen minutieux de ces perceptions favorise grandement la concentration et l'élimination des pensées ou images parasites.
Puis le sophrologue demande au sujet de fixer son attention sur la région du cou, de la nuque et des épaules et de bien laisser aller les muscles correspondants en notant, au fur et à mesure de leur apparition, les différentes sensations provoquées par la relaxation musculaire et les réponses perçues au niveau des points d'appui (ici nuque et épaules) sur le plan où le sujet est allongé (coussins, divan, lit, tapis, sol, etc.).
Il lui demande ensuite de bien sentir tout son dos, ses épaules, ses omoplates, toute sa colonne vertébrale, sa cage

thoracique, la région lombaire, son bassin, de laisser aller tous ses muscles, un peu comme si son dos s'étalait en épousant les formes du plan sur lequel il est allongé. En décontractant ainsi les muscles du dos, le sujet peut sentir qu'il décontracte en même temps les muscles du thorax, de la poitrine.
Il décontracte également les muscles abdominaux, le ventre, et notamment la ceinture, la sangle abdominale. Puis, le sujet fixe son attention sur ses bras et les laisse complètement aller en essayant toujours de percevoir les différentes sensations, quelles qu'elles soient, au niveau des mains, des avant-bras, des coudes, des bras et des épaules.
Pendant que la décontraction des bras se poursuit, il fixe son attention sur ses jambes, essaie de les visualiser mentalement et laisse, peu à peu, aller ses pieds, appuyés sur les talons, les jambes, avec point d'appui sur les mollets, les genoux, qui semblent former un pont, les cuisses, les fessiers, tout le bassin, le dos. Le sophrologue accompagne, grâce à son Terpnos Logos, le sujet dans cette «lecture du corps» en l'aidant dans sa décontraction progressive et dans sa concentration.

Relaxation mentale
Arrivé à ce stade de relaxation physique et pendant que le corps continue ainsi de se détendre, de se régénérer, de récupérer, le sophrologue propose au sujet de mettre également son système nerveux, son psychisme au repos en se laissant descendre doucement au fond de lui-même, dans cette zone de conscience intermédiaire entre la veille et le sommeil, au bord même du sommeil. Pour cela, le sujet commence par s'imaginer l'endormissement et se laisse plonger, tranquillement, dans cette zone qui paraît souvent plus sombre, un peu comme si les globes oculaires se dirigeaient vers le bas, «regardant» l'intérieur du nez. Il poursuit cette descente en notant toujours les modifications perçues: assombrissement puis modification des couleurs, «éloignement» des bruits extérieurs qui ne dérangent plus mais au contraire permettent d'apprécier le calme qui s'instaure à l'intérieur.

En approfondissant encore cette descente, le sujet atteint cette zone de conscience au bord du sommeil qui est extraordinairement riche tant du point de vue de la perception que de celui de l'action. Le sophrologue peut alors lui demander de prendre de nouveau conscience de son corps tel qu'il est là, détendu, «lointain», un peu comme s'il sentait sa régénération. Le sujet peut également noter le bien-être profond, presque palpable, dans lequel il se trouve.
Le sophrologue peut lui indiquer que chaque fois qu'il pratiquera cette méthode simple et naturelle, non seulement il permettra à son corps de récupérer, comme il le fait à ce moment-là, et à son système nerveux de s'équilibrer, mais aussi et surtout il dynamisera ses capacités, son potentiel sous-jacent, sa maîtrise, sa lucidité, en fait, toute sa personnalité.
La sophronisation se termine, après un silence d'une ou deux minutes, par une désophronisation qui comporte quatre temps:
— une respiration profonde pendant laquelle le sujet «remonte» à la surface;
— des mouvements avec les pieds, les mains et le visage, qui permettent une récupération de ces trois points du corps;
— une récupération progressive de toute la tonicité musculaire du corps en tendant les jambes, les bras, le dos, le cou; le sujet peut s'étirer comme s'il venait de passer une excellente nuit;
— enfin, l'ouverture des yeux.
Cette désophronisation sera suivie d'un dialogue au cours duquel le sophrologue demandera au sujet de commenter ce qu'il vient de vivre. Les commentaires sont très importants car ils permettent d'exposer les moments particulièrement agréables de la sophronisation, points qui pourront être repris lors des sophronisations suivantes.
Cette description concerne la sophronisation simple qui, enregistrée, servira de base à l'entraînement que le sujet pratiquera deux ou trois fois par jour, de préférence avant les repas, afin que la somnolence post-prandiale (après repas) ne

vienne pas perturber la concentration. Cet entraînement pourra être poursuivi pendant une semaine. Le sujet passera ensuite aux exercices qui utilisent l'activation intrasophronique.

L'activation intrasophronique

Cette activation sera réalisée progressivement à l'aide des exercices décrits par Schultz. La semaine qui suit la sophronisation simple, le sophrologue procédera à nouveau à une sophronisation simple à laquelle il ajoutera, au moment où le sujet se trouve au niveau sophro-liminal, la perception de la pesanteur: pesanteur de tout le corps, en commençant par la nuque, le dos, les bras, les jambes, pesanteur qui est le résultat perceptible de la relaxation musculaire, c'est-à-dire de l'hypotonie musculaire. Après une semaine d'entraînement, on greffera la chaleur, laquelle n'est pas une vue de l'esprit, mais une réalité: en effet, la décontraction musculaire entraîne une décompression des muscles sur les vaisseaux d'où une dilatation de ces derniers et donc une amélioration de la circulation sanguine qui se traduit par une agréable sensation de chaleur qui peut également se manifester sous forme de picotements, notamment sur le dos des mains.

Lorsqu'il aura acquis la perception de la lourdeur et de la chaleur, le sujet s'entraînera durant encore une semaine à la perception des battements cardiaques, le sophrologue l'aidant à sentir son cœur battre calmement.

La semaine suivante, le sujet s'entraînera à l'activation intrasophronique de la respiration, exercice particulièrement important qui permet la prise de conscience de cet élément essentiel qu'est la relaxation. En effet, la décontraction du dos permet une détente du thorax, mais aussi de l'abdomen, et facilite les mouvements du diaphragme: le sujet peut ainsi sentir que sa respiration se libère peu à peu de toutes les contraintes musculaires, que l'air semble entrer et sortir plus facilement; il peut également se rendre compte de sa respiration abdominale. Or, cette facilitation respiratoire est très importante car elle peut servir de véhicule à une meilleure

détente mentale : chaque fois qu'il expire, le sujet peut descendre un peu plus profondément au bord même du sommeil, par paliers successifs en notant, toujours, cet accompagnement respiratoire de la détente mentale.
Après cinq semaines d'entraînement avec la sophronisation simple et les activations que nous venons de voir, le sophrologue ajoutera l'activation intrasophronique de la perception de la chaleur au niveau abdominal, au creux de l'estomac, dans la zone du plexus solaire. Cette perception est également importante puisqu'elle correspond là aussi à une meilleure circulation sanguine, à une meilleure irrigation de l'estomac, du foie, des reins, des glandes surrénales, du pancréas, etc., avec, en même temps, une sorte de levée des spasmes, notamment au niveau de l'intestin (il est fréquent d'entendre quelques borborygmes ou bruits émis par l'intestin). Le sujet sent alors une chaleur diffuse, irradiante, très agréable, dans tout le ventre.
Quand le sujet se sera entraîné par la sophronisation simple et aura bien senti les différentes activations de la lourdeur, de la chaleur, éventuellement des battements calmes de son cœur, de la facilitation respiratoire et de la chaleur diffusante à partir de son plexus solaire, il pourra essayer de percevoir la fraîcheur de son front. Il faut noter ici que l'activation intrasophronique de ces cinq perceptions est une codification de la méthode, mais qu'il n'est pas indispensable, pour obtenir une bonne détente physique et mentale, que le sujet perçoive l'ensemble de ces perceptions. On rencontre souvent des cas où la perception d'une ou de plusieurs sensations ne s'est pas retrouvée, alors que le dialogue permet de constater que le sujet s'est parfaitement relaxé. Parfois, ces sensations sont spontanément ressenties dès la première sophronisation simple, notamment pour la perception du poids des membres et de la chaleur avec ses picotements sur le dos des mains : on peut alors d'emblée passer aux étapes suivantes.

Les résultats

Les résultats de cette sophronisation simple sont étonnants du

fait, d'une part, de la prise de conscience par le sujet de ses propres facultés de concentration lui permettant de découvrir (ou plutôt de redécouvrir) son corps — tant du point de vue du schéma corporel que des perceptions sensorielles —, d'autre part, de cette «contemplation» intérieure au niveau sophro-liminal intérieur. Cette sérénité, cette sensation de «paix totale», est ce que le sujet raconte souvent au cours du dialogue postsophronique et elle marque la réussite (subjective) d'une sophronisation.
La méthode de sophronisation simple, avec les différentes activations intrasophroniques, est la technique de base de toutes les autres méthodes. Elle peut d'ailleurs suffire en elle-même dans de nombreux cas.

> Mlle T.C. vient consulter parce qu'elle est gênée par un érythème (taches rouges au niveau du cou et des joues) chaque fois qu'elle se trouve face à des personnes qu'elle ne connaît pas. Elle se dit extrêmement timide. On voit d'ailleurs apparaître, lors de cette première rencontre, un érythème important.
> La première sophronisation simple lui permet de sentir la pesanteur au niveau des bras, la chaleur au niveau des jambes et notamment aux genoux, la régulation de sa respiration avec un «déblocage», dit-elle, au creux de l'estomac, et le calme intérieur avec l'éloignement des bruits extérieurs. On peut par ailleurs constater, objectivement, la disparition des taches rouges, inesthétiques, sur le cou et sur les joues.
> La pratique de cette seule sophronisation simple a suffi à guérir complètement, au bout de quinze jours, cette «maladie» bénigne mais désagréable.
> La patiente a par la suite noté une meilleure assurance, une plus grande maîtrise et trouvé, dans les rapports avec les gens, une source d'enrichissement nouvelle pour elle. Les résultats furent donc excellents tant du point de vue objectif, avec la disparition des marques rouges, que du point de vue subjectif, avec la disparition de la timidité.

Les méthodes découlant de la sophronisation simple avec ses différentes activations intrasophroniques ont été classées par Caycedo en trois catégories:

— Celles agissant sur le présent: sophronisation simple, que nous venons de voir, sophro-substitution sensorielle et sophro-respiration synchronique.
— Celles agissant sur la dynamique du futur: sophro-acceptation progressive, sophro-correction sérielle, protection sophro-liminale et sophro-stimulation projective.
— Celles, enfin, ayant pour but une recherche orientée sur le passé: sophromnésie simple, sophromnésie libre et sophro-association onirique.

Nous allons décrire ces différentes méthodes ainsi que quelques techniques particulières plus spécialisées.

C'est au niveau sophro-liminal (situé entre la veille et le sommeil) que l'on reprogramme, en les activant positivement, les sensations vécues.

Répétons que l'alliance sophronique est un préalable indispensable à la réalisation de toute sophronisation, qui sera basée sur les trois principes de Caycedo:
— la réalité objective,
— le principe d'action positive,
— le principe du schéma corporel comme réalité vécue.

L'ordre que nous allons suivre pour présenter les différentes méthodes correspond à l'ordre utilisé lors d'un entraînement progressif appliqué à tout sujet:
— sophronisation simple,
— activations intrasophroniques,
— sophro-acceptation progressive,
— sophro-respiration synchronique,
— protection sophro-liminale,
— sophro-substitution sensorielle.

Les autres méthodes que nous décrirons ne sont utilisées que dans des cas bien particuliers. Ce sont:
— la sophro-correction sérielle,
— la sophromnésie simple,
— la sophro-association onirique,
— la sophro-stimulation projective.

Dans tous les cas, l'entraînement sophronique et l'alliance sophronique se termineront par la méthode intégrale.

La sophro-acceptation progressive

Une fois réalisé l'apprentissage de la sophronisation simple et de l'activation intrasophronique, on peut, si le but thérapeutique le nécessite, appliquer la sophro-acceptation progressive.

Comme dans toutes les techniques, le sophrologue explique la méthode puis, le plan proposé accepté, il réalise une sophronisation simple en utilisant ou non (au gré du sujet) les activations intrasophroniques. Lorsque le niveau sophro-liminal est atteint, le sophrologue demande au sujet de s'imaginer une situation positive qui pourra se dérouler dans un futur assez proche (par exemple un ou deux mois). Il la placera dans un cadre idéal, à l'heure de la journée qu'il préfère, en essayant de «voir» mentalement le plus de détails possible (couleurs, objets, atmosphère, etc.). Le sophrologue demande au sujet de se placer lui-même dans ce cadre, seul ou entouré de personnes qui lui plaisent et, lorsqu'il aura imaginé cette situation, lorsqu'il aura arrêté, en quelque sorte, cette diapositive, il l'indiquera en levant l'index.

Le sophrologue lui demande alors de bien prendre conscience de l'état de bien-être physique et moral dans lequel il se trouve dans cette situation, d'apprécier les sensations agréables qu'il peut ressentir, les rapports harmonieux qui existent entre lui-même et tout ce qui l'entoure.

Puis, le sophrologue invite le sujet à cesser la contemplation de l'image, à reprendre conscience de la relaxation tant physique que mentale, de l'amélioration de la détente musculaire et de l'approfondissement du niveau de conscience, au bord même du sommeil. Il recommande au sujet de poursuivre, grâce à l'enregistrement sur cassette, un entraînement quotidien, l'incitant à se rendre compte qu'il est capable de substituer une sensation positive à la sensation négative qui vient éventuellement le perturber.

Cette méthode se termine par une désophronisation suivie du dialogue postsophronique.

Les applications

La sophro-acceptation progressive a pour objectif l'activation

intrasophronique de la capacité de perception du positif. Elle utilise pour cela l'intégration du schéma corporel existentiel (bien-être) en rapport avec la situation représentée (harmonie avec l'entourage).
Les applications de cette méthode sont très nombreuses. Du point de vue prophylactique, la sophro-acceptation progressive offre un intérêt majeur, puisqu'elle permet un autoconditionnement librement choisi vers le positif et, inversement, un déconditionnement à l'orientation systématique vers le négatif, le morbide. Il ne s'agit pas de «fabriquer des optimistes», mais de refuser que des événements extérieurs viennent, à notre insu, nous conditionner à la morosité, au «mal-être».
Cette méthode est surtout utilisée au cours de l'entraînement à la préparation à l'accouchement. Dans sa méthode, le Dr Aguirre de Carcer (dont les statistiques sont basées sur vingt mille femmes préparées par lui à la maternité) demande à la future maman, dans un premier temps, de dépasser mentalement la période de l'accouchement proprement dit et de s'imaginer chez elle, parfaitement bien, avec son enfant dans le berceau. Puis, au cours des semaines suivantes, la future maman se rapprochera, mentalement, de la date de l'accouchement, toujours représenté dans les meilleures conditions. Cette méthode permet de supprimer l'angoisse provoquée, non seulement par la crainte de l'inconnu mais, surtout, par l'événement même qu'est l'accouchement qui, aujourd'hui encore, est dramatisé.
Autre utilisation de cette méthode: la préparation psychologique des sportifs. Le sophrologue demande aux athlètes, la veille, par exemple, de la compétition, de s'imaginer l'événement sous les meilleurs auspices, de «voir» de façon idéale le cadre où va se dérouler l'épreuve, de se sentir en forme physique et morale, de penser la victoire. Là encore, le conditionnement négatif, la peur de mal faire, le trac vont s'estomper progressivement pour faire place à une dynamisation positive.
L'accouchement et le sport sont deux grandes indications de cette méthode que l'on pourrait qualifier de méthode antitrac, anticrainte de l'avenir.

Son utilisation par des étudiants pour la préparation des examens s'est révélée bénéfique.

La sophro-respiration synchronique

Cette méthode utilise la respiration comme véhicule d'auto-conditionnement et sert de base à la méthode que nous décrirons ensuite: la protection sophro-liminale du sommeil (on combine la sophro-respiration synchronique et la sophro-acceptation progressive).

Lorsque le niveau sophro-liminal est atteint par une sophronisation simple, le sujet se concentre sur sa respiration, libre, calme, et, chaque fois qu'il expire, il mentionne un mot de son choix, mot incitant à la tranquillité, comme «calme», «paix», «quiétude», «harmonie». Il fait cet exercice durant un court instant puis abaisse un peu plus son niveau de vigilance, au bord même du sommeil. Ensuite, il pratique la deuxième partie de l'exercice, qui consiste à utiliser l'expiration pour mentionner une courte phrase qui est un projet positif, dynamisant, comme: «Demain, je gagnerai mon match» ou bien encore «Demain, je réussirai mon examen». Après un retour dans le bien-être profond du niveau sophro-liminal suivent une désophronisation et un dialogue postsophronique où le sujet exprime ce qu'il a vécu.

> Le jeune M.C., dix-neuf ans, vient consulter en état de panique importante: son élocution est difficile, ses mains tremblent, il est tendu, il s'asseoit sur le bord de la chaise. Il doit se présenter le lendemain à l'examen de permis de conduire qu'il passe pour la quatrième fois. Or, s'il l'obtient, il sera recruté comme représentant. Il demande que lui soit prescrit un tranquillisant. Nous lui exposons alors les dangers d'une telle médication, surtout dans la conduite automobile et lui proposons la relaxation avec la méthode de sophro-respiration synchronique. Il accepte et se sent parfaitement décontracté et à l'aise après l'exercice. Nous lui demandons de s'entraîner au cours de la

journée et de pratiquer la méthode avant de se présenter à l'examen. Il revient nous voir le lendemain, reçu à son permis, nous disant qu'il avait suffi, durant l'interrogatoire et l'épreuve de conduite, qu'il se concentre sur sa respiration pour éprouver le calme tant recherché et cette certitude «que ça marcherait»!

La protection sophro-liminale du sommeil

Il est indispensable, avant de pratiquer cette méthode, que le sujet soit entraîné avec la sophronisation simple, puis avec la sophro-acceptation progressive et la sophro-respiration synchronique.

Le sophrologue demande au sujet, en état sophronique, de s'imaginer le moment du coucher, chez lui, le soir, de détailler les habitudes qui sont les siennes à ce moment-là, puis d'éteindre mentalement la lumière et de faire ensuite l'exercice déjà décrit en mentionnant un mot («calme», par exemple) accompagnant l'expiration au moment où il s'imagine son endormissement, afin que ce calme règne, en quelque sorte, sur tout son sommeil, tant sur le plan physiologique (les mécanismes biologiques) que sur le plan psychologique (les rêves). Cet exercice sera pratiqué dans la journée, afin que s'établissent un autoconditionnement et une apparition automatique du mot choisi lors de l'endormissement réel.

La deuxième partie de l'exercice consiste pour le sujet à voir mentalement poindre le jour, à s'imaginer son réveil, l'heure du lever, et à mentionner, toujours au moment de l'expiration, le court projet choisi. Il s'établira ainsi de la même manière, un autoconditionnement au lever «du bon pied», la conscience s'imprimant de ce projet positif, dynamisant le réveil.

Cette méthode, pratiquée quotidiennement, semble pouvoir remplacer très avantageusement les différents somnifères, dont on connaît les méfaits, notamment sur la phase paradoxale du sommeil.

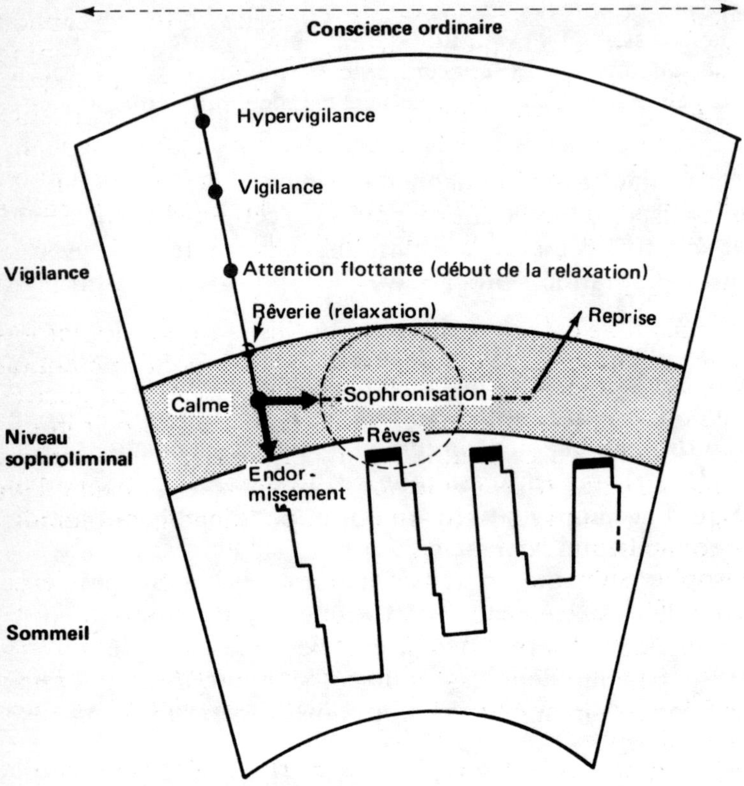

La sophro-substitution sensorielle

Cette méthode ne pourra être utilisée qu'après un entraînement aux méthodes précédentes, notamment la sophronisation et la sophro-acceptation progressive.

Toujours selon la même codification et une fois le niveau sophro-liminal atteint par une sophronisation simple, le sophrologue demande au sujet de bien prendre conscience d'une sensation spontanément ressentie, par exemple la chaleur au niveau d'une main, et d'indiquer cette perception en levant l'index. Il l'invite ensuite à changer cette sensation de chaleur en une autre, par exemple une sensation agréable de fraîcheur et même de froid. Il peut utiliser, s'il le désire, des images comme la fraîcheur de l'eau ruisselant sur sa main, le froid de la neige, etc. Il indiquera cette nouvelle perception en levant l'index. Suivent un retour à la sensation normale puis une désophronisation et le dialogue.

Les applications
Cette méthode est particulièrement utilisée par les stomatologistes et dentistes sophrologues comme base pour l'obtention d'une analgésie locale : le froid ressenti au niveau des gencives (qui sont également comparées à du bois, que l'on dit insensibles comme du carton, etc.) a permis des interventions comme les extractions et même les implants, sans l'aide d'un analgésique chimique avec, en outre, un saignement moindre et une meilleure cicatrisation.
La sophro-substitution sensorielle est également précieuse chaque fois qu'il s'agit de remplacer une sensation désagréable, douloureuse même, par une autre. Elle est utilisée en obstétrique, lors des épisiotomies notamment, et en kinésithérapie, pour supprimer les sensations désagréables dues aux contractures, par exemple.
Les méthodes que nous venons de décrire s'inscrivent dans le cadre d'un entraînement sophrologique pouvant servir au développement du potentiel humain et trouver sa justification en soi, ou bien être utilisées dans des buts thérapeutiques précis.
Dans tous les cas, cet entraînement se terminera par une méthode mettant fin à l'alliance sophronique et que Caycedo appelle la « méthode intégrale ».

La méthode intégrale
Cette méthode implique que le sujet ait déjà pratiqué les autres techniques avec le sophrologue qui enregistrera une

dernière cassette avec des éléments fournis par le sujet lui-même. Ce dernier indiquera, par exemple, les perceptions les mieux senties (pesanteur de telle ou telle partie du corps, chaleur de telle autre, etc.) et les images les mieux perçues, les plus agréables. Le sophrologue pourra intégrer ainsi ces données aux aspirations du sujet quant à sa vie quotidienne (profession, famille, etc.) et réaliser une sophronisation «sur mesure»! C'est, en quelque sorte, une sophro-acceptation progressive volontaire et choisie, applicable chaque jour.
Suivent, évidemment, une désophronisation et un dialogue postsophronique.
Inutile d'insister sur l'importance de cette méthode qui devra clore toute thérapie ou tout entraînement prophylactique par la sophrologie. Le sujet n'aura dès lors plus besoin du sophrologue pour poursuivre son entraînement personnel et retrouver son équilibre.
Cette méthode clôt donc l'alliance sophronique.

Nous venons de voir les principales méthodes statiques, passives, mais d'autres, plus particulières à chaque discipline, ont été élaborées par Caycedo lui-même et d'autres sophrologues, travaillant chacun dans un domaine précis. Ce sont ces méthodes que nous allons plus brièvement décrire. Elles sont utilisées dans le domaine psychiatrique.

La sophromnésie positive simple
Le sophrologue demande au patient mis en état sophronique par une sophronisation simple quelles images, périodes lui suggèrent les différents âges de sa vie: vingt ans, quinze ans, dix ans et cinq ans. Chaque fois, le patient doit relater ce qu'il «voit» et préciser ce qui lui plaît le plus: les personnes préférées, les activités choisies, les cadres de vie favoris (d'où le nom de la méthode: sophromnésie positive). Suivent une désophronisation et un dialogue postsophronique qui prend ici une importance particulière: le sophrologue demande au sujet de décrire à nouveau ce qu'il vient de vivre, de façon chronologique, et de commenter ses propres impressions en

indiquant toujours le positif de ces situations. On va ainsi connaître le positif du positif.
Cette méthode présente un double intérêt : pour le sophrologue, mieux connaître le passé et la personnalité du sujet, pour le patient, mettre lui-même en lumière certaines de ses inconnues.

La sophro-association onirique
Cette méthode est basée sur l'imagination et non sur le souvenir. Le sophrologue demande au patient, en état sophronique, de se représenter des situations réelles ou imaginaires, totalement libres, et de les décrire. Si la représentation est de courte durée, le patient doit en imaginer une ou plusieurs autres. Suit une désophronisation et, au cours du dialogue, le sophrologue demande au patient de répéter les différentes images vues, dans l'ordre chronologique.
Il s'agit surtout d'une méthode d'étude.

La sophro-correction sérielle
C'est une méthode très importante toujours dans le domaine de la psychiatrie. Elle est basée sur la méthode de sophro-substitution sensorielle, que le patient devra au préalable pratiquer, associée à la méthode de sophro-acceptation progressive.
Après avoir établi avec le patient une sorte d'échelle de déconditionnement allant de la phobie mineure (le passage sous une échelle, par exemple) à la phobie majeure (ascenseur pour un claustrophobe, par exemple), le sophrologue lui demande de pratiquer une sophronisation simple puis l'invite à imaginer des scènes tout d'abord peu traumatisantes puis plus éprouvantes, en lui indiquant qu'il peut à tout moment éliminer une impression d'angoisse face à une image en y substituant une situation se déroulant dans un cadre particulièrement agréable.
Cette faculté mentale de pouvoir interchanger les images amène peu à peu le patient à pouvoir s'imaginer sans crainte des situations en rapport avec sa phobie. Suivent une désophronisation et le dialogue postsophronique.

On constate qu'après des séances qui s'échelonnent sur une durée variable (de quelques semaines à plusieurs mois) selon la gravité de la phobie et la personnalité du patient, la réalisation effective de l'action précédemment exclue ou particulièrement traumatisante devient de nouveau possible.

> G.D., trente-trois ans, est agoraphobe, c'est-à-dire qu'il ne peut sortir seul dans les rues, les lieux publics et, notamment, il ne peut plus aller à la poste. Il n'aime pas non plus se trouver seul dans une pièce vide, il a peur de conduire sa voiture et, à un degré moindre, il n'aime pas se promener en forêt ni en montagne. Par contre, il aime beaucoup se trouver en famille dans sa petite maison de campagne.
> Enfin, il est superstitieux, ne sortant jamais de chez lui et n'entreprenant jamais rien un vendredi 13.
> L'entraînement progressif à cette gymnastique mentale, qui consiste à pouvoir substituer aux images négatives et stressantes (sortir un vendredi 13 pour commencer) des images agréables (un week-end dans sa maison de campagne) l'a amené en six semaines à pouvoir aller seul à la poste, sans inconvénient.
> Il faut noter ici un fait intéressant: l'entraînement progressif n'avait pas encore attaqué la phobie majeure, c'est-à-dire la poste, mais le processus de déconditionnement étant établi, le patient réalisa seul sa guérison finale.

Dans le domaine de la kinésithérapie, une méthode a été mise au point par Victor Copin, emmétrothérapeute à Douai, c'est la sophro-stimulation projective. Cette technique dérive de différentes méthodes sophroniques (sophro-acceptation progressive, sophro-respiration synchronique, second degré de la relaxation dynamique de Caycedo) et de la relaxation de Jacobson.

La sophro-stimulation projective

Au cours de cette méthode, après avoir posé les conditions et expliqué le plan proposé, le sophrologue conduit une sophronisation simple. Il utilise ensuite, dans la ligne de l'activation intrasophronique, la sophro-respiration synchronique en faisant pratiquer par le sujet des mouvements de contraction et de relâchement musculaires en synchronisation avec la respiration : inspiration-tension, rétention, expiration-relâchement.

Cette technique peut, dans un premier temps, concerner le corps dans son ensemble avant d'être appliquée, d'une façon sélective, pour le ou les membres à rééduquer. On demande au sujet de bien percevoir la sensation de détente et de récupération au moment de la relaxation musculaire. Les exercices sont exécutés en trois fois.

Le sujet est ensuite invité à s'imaginer lui-même dans une situation qu'il pourra envisager dans deux ou trois mois, selon l'importance de la rééducation à pratiquer, situation très agréable, très positive, où il aura récupéré totalement ses fonctions motrices et sera en parfaite harmonie psychique. Cette technique se termine par une désophronisation et un dialogue.

On pourra utiliser également l'enregistrement sur cassette, mais il est préférable, surtout au début, de pratiquer la méthode avec l'emmétrothérapeute lui-même.

> Y.M., 23 ans, est réformé de la Marine après un accident ayant provoqué une fracture du tibia et une section du paquet vasculo-nerveux saphène (artère et nerf de la jambe). Le pied est totalement paralysé, insensible et atteint de lésions ulcéreuses. Malgré une rééducation classique à Toulon durant dix-huit mois, aucune amélioration n'est notée. La pratique de la sophro-stimulation projective permet de constater, dans un premier temps, que le patient ne peut pas se représenter mentalement le pied atteint. Au terme de trois semaines d'entraînement, il commence à voir son pied, puis il croit pouvoir le bouger, alors qu'aucun mouvement objectif n'est observé ; enfin, il commence à le remuer. Parallèlement, les lésions ulcéreuses disparaissent et la sensibilité réapparaît avec, d'ailleurs, des douleurs assez vives au début. Le traitement commencé il y a deux ans n'est pas terminé et l'espoir est permis de voir l'amélioration se poursuivre. Y.M. utilise une cassette avec une méthode intégrale, ou il s'imagine marcher sur la plage, tantôt sur le sable sec et mou, tantôt sur le sable mouillé et dur, sur des coquillages et enfin dans la mer.

À ces méthodes, il convient d'ajouter la sophronisation focalisée de Perez Sloker, psychosomaticien espagnol, et la respiration dynamique relaxante de J. Courchet, membre de la Société française de la tuberculose et des maladies respiratoires, physiologue à Callas, dans le Var, où il dirige une clinique spécialement adaptée à la rééducation respiratoire.

La sophronisation focalisée
La sophronisation focalisée de Perez Sloker tend à développer chez le sujet en état sophronique sa capacité de concentration, par exemple sur le ou les organes qu'il s'agit de stimuler grâce, notamment, à l'hyperhémie (meilleure circulation sanguine) provoquée par la sensation de chaleur. L'auteur a mis en évidence l'accroissement fonctionnel de la glande thyroïde, des reins (augmentation de la sécrétion urinaire), de l'utérus (réapparition des règles chez des femmes atteintes d'aménorrhée). Le ralentissement du rythme cardiaque est d'ailleurs spontanément ressenti par de nombreux sujets lors de l'activation intrasophronique avec concentration sur les battements du cœur, calmes et forts.

La respiration dynamique relaxante
La respiration dynamique relaxante de J. Courchet comporte deux degrés dans les positions assis, debout et couché avec différents mouvements orientés sur la respiration, auxquels l'auteur a ajouté un autoconditionnement idéomoteur, à l'aide de moyens visuels stimulant la respiration et surtout l'expiration, avec les lettres S.E.V.E. (soufflez, encore, videz, encore) comme moyen renforçateur.
Cette dernière méthode montre qu'en dehors des méthodes statiques existent également des méthodes dynamiques que Caycedo a appelées relaxation dynamique et qui se divise en trois degrés que nous allons étudier.

LES MÉTHODES ACTIVES

La relaxation dynamique est une technique de sophronisation

individuelle ou collective, de caractère dynamique, utilisant comme moyens d'activation intrasophronique certains procédés inspirés de quelques techniques orientales.
Les termes de relaxation et de dynamique peuvent a priori apparaître contradictoires. Il semble au contraire que les différents exercices mettant en jeu une certaine contraction musculaire pourraient activer l'approfondissement de la relaxation mentale — le tonus mental étant en rapport étroit avec le tonus physique, et réciproquement.
Du point de vue physiologique, il semble que ces exercices respiratoires entraînent une meilleure oxygénation des cellules cérébrales grâce aux exercices augmentant le rythme respiratoire et donc la ventilation.
Les exercices agissant sur le plexus solaire et le plexus mésentérique ont une action bénéfique sur les fonctions neurovégétatives.
Il faut également noter l'action de la sensation de récupération et d'élimination des tensions après les exercices de concentration musculaire, les massages circulatoires activateurs intégrant encore les sensations proprioceptives au niveau de la conscience et développant ainsi ses capacités.
La relaxation dynamique se divise en trois degrés. C'est une méthode parfaitement structurée qui permet au sujet de prendre contact directement avec son univers intérieur comme le font les techniques les plus classiques d'Orient:
— *Le premier degré* réalise une approche sophronique des techniques du yoga hindou. Il se dénomme également «relaxation dynamique concentrative»; en effet, le sophrologue s'emploie à ce que le sujet se concentre sur la perception de la contraction des muscles nécessaires au mouvement de l'exercice et, surtout, sur la sensation de récupération après le mouvement.
— *Le deuxième degré* réalise une approche sophronique des techniques bouddhistes et est appelé «relaxation dynamique contemplative». La contemplation, selon le concept hindou classique, consiste en ce que l'objet contemplé se maintienne seul, mentalement indépendant de tout effet de volonté.

L'objet de la contemplation sera, dans ce second degré, le corps lui-même, comme si la conscience pouvait s'extérioriser et «voir» mentalement le corps.
— *Le troisième degré*, ou relaxation dynamique méditative, réalise une approche sophronique des techniques du zen japonais. Il s'inspire du zen mais n'est pas le zen. Tout rituel, tout caractère sacré, notamment, en sont exclus.

Relaxation dynamique du premier degré
L'apprentissage de ce premier degré se fait en deux parties. La première partie dure quinze jours à raison de trois séances par semaine sous la direction du sophrologue avec, en plus, l'entraînement personnel quotidien. Chaque séance dure une heure. Au terme des quinze jours, on ajoutera la seconde partie et le tout sera pratiqué durant encore quinze jours avant d'aborder le second degré.
Après quelques explications théoriques et quelques indications sur les mouvements à exécuter, le sophrologue demande aux sujets de se placer debout autour de lui.

Première partie
1. Sophronisation simple: le sophrologue indique ici les différents actes d'une sophronisation simple.
2. a - Réchauffement du corps: les sujets vont effectuer des mouvements respiratoires abdominaux à un rythme rapide (inspiration en gonflant l'abdomen, expiration en rentrant l'abdomen), d'abord avec la tête droite puis avec la tête penchée en arrière, puis en avant.
b - Relax: le sophrologue donne aux sujets des instructions qui vont aider à mieux percevoir les sensations de récupération. Par exemple, après les mouvements de réchauffement: «Vous apprenez déjà les modifications que cet exercice a pu provoquer (sensation de chaleur). Vous vous préparez à réaliser des exercices dans un état de conscience profond. Vous pouvez ouvrir ou fermer les yeux, mais l'essentiel est de percevoir la sensation de récupération après le mouvement.»
3. a - Exercice respiratoire: les sujets inspirent profondé-

ment, bouchent leur nez avec leurs pouces, tête haute. Ils expulsent ensuite l'air brutalement, tête en bas. Cet exercice est répété trois fois.

b - Les sujets reçoivent la consigne suivante: «Abandonnez-vous à la perception de la récupération. Avec votre expiration, laissez-vous plonger au bord même du sommeil.»

4. a - Exercice respiratoire: les sujets inspirent profondément et retiennent l'air, oreilles, nez et yeux bouchés avec pouces, médius et index (respectivement), tête haute. Ils expulsent ensuite l'air brutalement, tête en bas. Cet exercice est répété trois fois.

b - Relax: les sujets reçoivent la consigne suivante: «Laissez-vous descendre un peu profondément chaque fois. Apprenez à bien percevoir la sensation de récupération.»

5. a - Exercice du cou: tout en prenant bien conscience des muscles utilisés, les sujets doivent faire «non» de la tête, puis «oui», et enfin réaliser un mouvement circulaire. Il faut essayer de laisser aller les muscles non indispensables.

b - Relax après chaque mouvement: «Prenez conscience de la sensation de récupération, des modifications apportées par le mouvement et laissez-vous descendre un peu plus profondément.»

6. a - Exercice du cou: les sujets doivent contracter les muscles sterno-cléido-mastoïdiens (muscles reliant le sternum, les clavicules et les mâchoires).

b - Relax: «Notez ici cette sensation de réchauffement de la région thyroïdienne et appréciez la sensation de récupération. Avec chaque expiration laissez-vous un peu plus aller dans ce niveau qui se trouve au bord même du sommeil.»

7. a - Exercice respiratoire: les sujets inspirent profondément, retiennent l'air tout en effectuant des haussements rapides des épaules puis l'expulsent. Cet exercice est très important car il permet la mobilisation de l'air de réserve. Il doit être renouvelé trois fois.

b - Relax: «Chaque fois plus profond, appréciez ce bien-être qui, peu à peu, s'instaure en vous.»

8. a - Exercice des bras: après une inspiration avec rétention

d'air, les sujets doivent donner des coups de poing avec les deux bras tendus, en expirant.
b - Relax bras tendus: «Prenez conscience de la tension des muscles de vos bras et laissez bien aller tous les autres muscles et notamment les abdominaux; respirez librement.» À répéter trois fois.
— Ensuite, les sujets doivent plier et déplier les avant-bras sur les bras, paumes en haut. Relax.
— Enfin, ils doivent lever un bras, puis l'autre, en fermant le poing lentement jusqu'à l'horizontale. Relax.
9. a - Exercice respiratoire: bras droit tendu en avant, les sujets inspirent par la bouche en fermant le poing, retiennent l'air en effectuant quelques rotations avec le bras et expirent par le nez en lançant le bras en avant.
b - Relax.
— Idem avec bras gauche. Relax.
— Idem avec les deux bras. Relax.
10. Relaxation en décubitus dorsal (position allongée): il s'agit d'une sophronisation simple avec concentration sur un objet naturel (nuage, fleur, lac...). Après un silence de cinq minutes, le sophrologue donne la consigne suivante: «Appréciez le bien-être profond que vous ressentez, l'harmonie. Chaque fois que vous ferez cette méthode, simple et naturelle, vous activerez en vous tout ce qu'il y a de positif; la maîtrise, la confiance.»
11. Désophronisation simple: retour à la position debout.
Après quinze jours d'entraînement, les sujets continueront les exercices en essayant de conserver à l'esprit l'objet naturel de méditation qui a servi de concentration pendant la relaxation en décubitus.

Deuxième partie
12. a - Exercice des griffes: il s'agit d'amener à la poitrine les mains et les avant-bras tendus en griffes.
b - Relax: «Vous apprécierez la sensation de récupération.»
13. a - Exercice de l'éventail: mains ouvertes au niveau des clavicules, il faut plier et déplier les poignets à la façon d'un éventail. Refaire le même exercice les poings fermés.

b - Relax: «Aidez-vous de la sensation de récupération pour vous laisser descendre un peu plus profondément au rythme de votre expiration.»

14. a - Exercices abdominaux:

— exercices respiratoires lents, maximum trois fois;

— exercices respiratoires rapides, tête haute, puis tête basse, puis tête penchée.

b - Relax: «Laissez-vous aller dans votre propre intérieur en gardant flottante l'image de l'objet naturel que vous avez choisi. Appréciez de plus en plus la sensation de récupération.»

15. a - Exercice du Nauli: penché en avant, mains sur les cuisses, respiration bloquée, effectuer des mouvements abdominaux de massage viscéral (répéter trois fois).

b - Relax: «Appréciez, encore une fois, les modifications apportées par l'exercice.»

16. a - Exercice du buste: bras en l'air, mains jointes, le sujet étudie le balancement du corps à droite et à gauche.

b - Relax.

Le sujet effectue des rotations axiales, bras souples.

b - Relax.

17. Exercice des jambes: le sujet doit sauter sur place, sur la pointe des pieds, le corps relaxé au maximum.

18. Grande relaxation en décubitus (position allongée): immédiatement après le précédent exercice, position en décubitus dorsal, approfondissement du niveau de vigilance au bord même du sommeil avec concentration immédiate sur l'objet naturel.

— Position en décubitus latéral droit, une jambe légèrement fléchie, le bras droit soutenant la tête et la main gauche posée sur la cuisse. Approfondissement, concentration et méditation dans le silence.

— Position en décubitus latéral gauche. Idem.

— Position dorsale. Idem.

19. Désophronisation simple.

La durée moyenne de chaque séance de relaxation dynamisante est d'environ une heure, mais elle peut toujours être

plus courte si la personnalité du sujet l'exige. Il suffit de supprimer quelques exercices.
Il faudra pratiquer ce premier degré pendant un mois au moins avant de passer à la relaxation dynamique du deuxième degré.

Relaxation dynamique du second degré
1. Sophronisation simple, le sujet reste debout.
2. Sophro-respiration synchronique : le sujet inspire en levant les bras au-dessus de la tête et en croisant les mains. Rétention d'air en prenant conscience de l'attitude comme s'il se voyait de l'extérieur. Expiration lente en baissant les bras comme si ses mains dessinaient le schéma de sa tête, de son buste, de son abdomen. À répéter trois fois.
3. Assis sur une chaise, mains sur les cuisses :
a - Le sujet approfondit la relaxation.
La respiration est libre. Consigne : « Vous vous laissez plonger dans le fond de votre propre univers, percevez bien la gravitation terrestre dans tout votre corps, et notamment au niveau des points d'appui, les pieds, le fessier, le bas de votre colonne vertébrale, les mains. »
b - Consigne : « Nous nous apercevons que nous avons la possibilité de séparer la conscience du corps. La conscience peut voir notre corps tel qu'il est là, dans son attitude, tel qu'il est vêtu. Elle peut aussi, en s'écartant un peu plus, voir le groupe et le lieu où nous sommes. En s'élevant un peu plus, elle "élargit" le champ de sa "vision" et elle peut voir notre corps, là, immobile, le groupe, l'endroit, la ville, le pays, le continent, le globe terrestre, avec notre corps toujours là. La conscience est illimitée alors que notre corps est limité. »
c - Consigne : « Nous allons agir comme si notre corps était l'objet de notre attention, comme si la conscience enveloppait notre corps. »
4. Respiration abdominale
— lente
— rapide
trois fois de suite.

5. Perception des cinq sens:
a - Sens olfactif: prise de conscience de l'air à travers le nez; température changeant de l'extérieur vers l'intérieur en se réchauffant. Prise de conscience des odeurs.
b - sens gustatif: prise de conscience de l'air dans la bouche, la forme de la bouche, la position de la langue, la salivation.
c - Sens de la vue: en plaçant les mains sur les yeux, coudes sur les genoux, prise de conscience du schéma des globes oculaires.
d - Sens de l'ouïe: en couvrant les oreilles avec les mains en conque. Perception du schéma par l'air dans les oreilles.
e - Sens du toucher: en plaçant les mains de part et d'autre du siège, prise de conscience de la finesse du toucher par la pulpe des doigts et aussi par tout le corps (vêtements).
6. Respiration synchronisée avec les mouvements de la tête:
a - Inspiration tête en arrière;
rétention «voyez la nouvelle position de votre tête»;
expiration lente avec retour à la position normale (trois fois).
b - Idem avec la tête en avant (trois fois).
c - Relax: «Abandonnez-vous chaque fois un peu plus profondément. Voyez l'attitude de votre corps.»
7. Respiration synchronisée avec les bras:
a - Inspiration en levant lentement le bras droit;
rétention «observez votre silhouette ainsi modifiée»;
expiration en baissant lentement le bras : «Voyez le trajet dans l'espace effectué par votre bras. Essayez de prévoir le moment où votre main va se poser sur votre genou.»
Relax: «Votre corps est l'objet de votre contemplation.»
b - Idem avec bras gauche.
c - Idem avec les deux bras.
8. Respiration synchronisée avec les jambes:
a - Inspiration en levant lentement la jambe droite;
rétention «Essayez de bien vous voir»;
expiration lente: la jambe revient en position normale.
Relax.
b - Idem avec jambe gauche.
c - Idem avec les deux jambes.

9. Respiration synchronisée avec la tension de tout le corps :
a - Mains jointes derrière la tête, inspiration avec tension du corps, en arc et progressive ;
rétention avec perception du nouveau schéma corporel ;
expiration lente et détente douce ;
b - Relax avec respiration libre et approfondissement du niveau de vigilance, au bord même du sommeil.
10. Désophronisation simple.
11. Dialogue avec le ou tous les sujets.

Relaxation dynamique du troisième degré
Première partie
1. Assis sur une chaise : le sujet avance le fessier au bord même de la chaise, le dos appuyé sur le dossier. Le poing fermé est posé sur l'abdomen entre l'ombilic et le pubis, recouvert par l'autre main. La respiration est centrée sur le poing qui force l'expiration, la concentration se fait sur ce point, centre du corps.
2. Sophronisation simple : le sophrologue aide par le Terpnos Logos le sujet à décontracter tous les muscles en gardant la concentration sur cette respiration ventrale basse et le poing fermé ; il l'aide ensuite à descendre dans cette zone de conscience au bord même du sommeil.
3. Position anatomique : le sophrologue demande alors au sujet (ou au groupe) de détacher le dos du dossier de la chaise. La colonne vertébrale retrouvant sa position anatomique avec point de gravité lombaire, ventre en avant.
4. Respiration synchronique : inspiration lente, légère rétention, expiration lente accompagnée de l'appui du poing.
5. Entrouverture des yeux : le sophrologue demande aux sujets d'entrouvrir les yeux, de fixer le sol à environ un mètre de la chaise et de ne voir le monde extérieur qu'à travers un nuage. On se concentre sur le point sous-ombilical et sur la position du corps.
6. Silence (une à deux minutes).
7. Pensée : le sophrologue ajoute une pensée en synergie avec les forces sous-jacentes : « La sensation des forces vitales intérieures. »

8. Silence (trois à quatre minutes).
9. Marche : on demande aux sujets de se lever doucement, de se placer les uns derrière les autres, assez près, de garder les yeux entrouverts et de fixer le dos du précédent. La marche commence à petits pas synchronisés avec la respiration.
— On respire en avançant un pied.
— On retient la respiration en posant doucement et fermement le pied sur le sol.
— On expire en laissant tout le poids du corps peser sur ce pied, l'autre venant seul se placer à côté. Cette marche dure environ dix minutes.
10. Désophronisation simple.
La première partie du troisième degré pourra être pratiquée durant deux ou trois semaines avant de poursuivre avec la deuxième partie.

Deuxième partie
11. Assis de nouveau, sophronisation simple, position anatomique, yeux semi-ouverts.
12. Silence : la durée du silence est augmentée au fil des jours.
13. Dialogue : le sophrologue rompt ce silence en demandant par exemple à un sujet s'il respire bien.
14. Le sophrologue peut, à ce moment, introduire une sorte de suggestion comportant une partie négative, par exemple : « Il ne faut pas avoir peur du silence ou du bruit. »
15. Silence plus long : « Nous écoutons les bruits, nous sommes les bruits. »
16. Les sujets reprennent une position confortable, en appuyant à nouveau leur dos sur le dossier. Consigne : Notez l'agréable sensation de détente dorsale, laissez-vous descendre un peu plus profondément au bord même du sommeil. »
17. Le sophrologue propose aux sujets de méditer sur leur propre existence, celle des autres, la nature : « Il y a une symbiose entre la nature et l'être humain. La nature est à

nous, nous sommes à la nature. Notre harmonie dépend de notre rencontre avec la nature. La vie doit être naturelle.»

18. Silence.
19. Désophronisation simple.

Cette relaxation dynamique de Caycedo est une méthode qui, du fait de sa simplicité de maniement et de sa rapidité d'apprentissage, commence à se répandre dans différents centres de sophrologie et se révèle être une arme de grande valeur pour la médecine d'avant-garde.

CHAPITRE 6

LES APPLICATIONS DE LA SOPHROLOGIE

LES APPLICATIONS MÉDICALES

De nombreux auteurs affirment que 70 % des maladies actuellement répertoriées ont ou pourraient avoir une origine psychologique. Ils ne parlent pas seulement des symptômes divers exposés par les malades à leur médecin, comme les céphalées, les asthénies, les algies diverses et notamment vertébrales, les anorexies, les insomnies, etc., mais de certaines maladies dont l'organicité ne fait pas de doute, tels l'ulcère de l'estomac, le psoriasis ou autres eczémas, l'asthme, etc.

Même si l'on n'est pas tout à fait d'accord avec le pourcentage avancé par ces auteurs, on peut néanmoins se poser des questions quant à l'orientation actuelle de la médecine dite traditionnelle. Elle tend à une spécialisation de plus en plus grande, organe par organe, pour ainsi dire, et semble de plus en plus ignorer l'unité de l'homme sous prétexte de scientisme, alors que la psychologie essaie de trouver plus profondément l'origine des maux organiques.

Actuellement, seuls les cas où la thérapie traditionnelle a échoué sont dirigés vers un autre spécialiste, le psychiatre, qui ignorera souvent, lui aussi, l'unité corps-esprit.

C'est le Grec Hippocrate qui, avec ses disciples, rompit l'unité du corps et de l'esprit et fit des médecins actuels des physiologues avant tout. Cette séparation du corps et de l'esprit a sans doute permis de faire des progrès dans les domaines anatomique, physiologique, biologique et chimique, mais, si nous ne voulons pas voir l'homme étudié et soigné par petits bouts, avec une grande précision, certes, mais en négligeant totalement son entité, il est grand temps de rétablir cette unité.

Un autre danger guette le médecin d'aujourd'hui: la facilité. Il possède en effet toute une panoplie de drogues efficaces contre la plupart des maux dont souffrent ses patients: les antalgiques contre la douleur; les antibiotiques contre les infections; les psychostimulants contre la fatigue ou les tendances dépressives; les modérateurs d'appétit et les diurétiques contre l'obésité; les somnifères contre les insomnies; les tranquillisants contre l'angoisse et la nervosité, etc.

Les malades eux-mêmes versent dans cette facilité. Quoi de plus tentant que d'avaler une pilule quand quelque chose ne va pas! Nous allons de ce fait tout droit vers une dépersonnalisation, un refus de toute responsabilité, un abandon de toute prise en charge. Plus besoin de gourou, le médecin prescrit la pilule!

Devant ces dangers, quelques médecins s'interrogent et cherchent, tout en utilisant les connaissances scientifiques acquises, à voir de nouveau le patient non plus comme une partie malade ou un organe souffrant, mais comme un être en état de déséquilibre temporaire.

La sophrologie est une des voies qui semblent répondre le mieux à ces aspirations de renouveau thérapeutique et prophylactique en permettant de donner aux patients les moyens de modifier leur état temporaire de malade.

Sophrologie et gastro-entérologie

Le domaine de la gastro-entérologie est un cadre de choix pour la sophrologie qui est une véritable aubaine dans le cas des colites spasmodiques, symptôme-refuge des dystoniques. Il faut toutefois insister sur le fait que, sans l'aide du malade lui-même, le sophrologue ne pourra rien, car ces dystoniques

ont sans doute déjà vu plusieurs spécialistes et se sont habitués à ce que l'on calme leurs ennuis par un régime, certes, mais surtout par des comprimés à prendre avant, après ou entre les repas. Cette prise de médicaments est devenue un rituel qu'ils abandonneront difficilement. La pratique de la sophronisation demande en effet un effort personnel plus important que l'absorption d'une pilule.
Il en est de même pour la rectocolite, reconnue actuellement comme ayant une cause psychologique probable, les œsophagites non organiques, les anorexies, qui sont souvent en rapport avec un conflit et qui servent de refus, et, évidemment, l'ulcère de l'estomac.

Sophrologie et troubles cardio-vasculaires
Dans le domaine cardio-vasculaire, la sophrologie trouve également un champ d'application très vaste. Des expériences récentes ont notamment montré son efficacité dans l'hypertension, dite essentielle, que l'on voit progressivement baisser au cours d'une sophronisation simple, cette baisse devenant de plus en plus stable au fur et à mesure de l'entraînement. La tachycardie est un des symptômes les plus faciles à régulariser, et il suffit souvent que le sujet sache «ralentir son cœur» pour que celle-là ait tendance à ne plus se reproduire, comme si le simple fait de posséder le remède empêchait le symptôme de se créer.
Mais l'un des domaines les plus intéressants reste celui de la prophylaxie des maladies cardio-vasculaires et surtout l'infarctus du myocarde, véritable maladie de la civilisation, conséquence de stress répétés. Il est bien certain qu'un individu entraîné aux méthodes sophroniques ne réagira plus de façon aussi négative aux agressions diverses.
Si cette prophylaxie est de nos jours encore difficilement envisageable sur une grande échelle, à tout le moins pourrait-on inclure, dans la rééducation des infarctus, des méthodes de sophronisation qui pourraient contribuer à la prophylaxie des rechutes.

Sophrologie et troubles respiratoires
Les résultats obtenus par le docteur Courchet dans les cas

d'insuffisances respiratoires chroniques permettent les plus sérieux espoirs de réinsertion sociale de ces diminués que sont les bronchitiques chroniques, les asthmatiques et les emphysémateux.
Dans la crise d'asthme, la sophronisation a d'excellents effets sur l'angoisse, élément important du déclenchement de la crise.
Plus encore, la simple prise de conscience de la respiration lors de l'apprentissage des méthodes sophroniques est, pour beaucoup, une découverte dont l'importance doit être soulignée. Cette respiration, souvent bloquée lors d'un événement stressant, peut aider le sujet à se libérer s'il est conscient du blocage et s'il peut, par une sorte de soupir, retrouver son indépendance psychologique.
En ce qui concerne le vaste domaine des algies, nous n'aurions pas assez de ce livre pour décrire toutes les sortes de douleurs-symptômes améliorés par la relaxation. Une méthode comme la sophro-substitution sensorielle aura le double avantage d'aider à supporter, à amoindrir, voire à faire disparaître, la douleur, et de renforcer ce potentiel sous-jacent qui, dynamisant la personnalité entière de l'individu, conduira celui-ci à mieux maîtriser ses problèmes.

Sophrologie et troubles gynécologiques

Sur le plan de la gynécologie, de l'obstétrique et de la sexualité, il nous a été donné d'appliquer les méthodes sophroniques avec des résultats qui, s'ils n'ont pas été concluants dans la totalité des cas, peuvent néanmoins être tenus pour très positifs. Il y a certes des échecs, mais il n'y a jamais eu d'aggravation à la suite de la pratique de méthodes sophroniques.

> Une jeune femme de trente ans dont les règles n'étaient plus apparues depuis cinq ans est venue nous consulter. Elle avait vu nombre de gynécologues et avait été trois ans en cure psychanalytique. Elle savait que cette aménorrhée était due à une insatisfaction sexuelle.
> Elle nous a apporté un volumineux dossier dont nous n'avons volontairement pas pris connaissance, n'étant ni endocrino-

logues, ni davantage gynécologues. Nous nous sommes contentés de lui apprendre la sophronisation simple puis une méthode de focalisation dans laquelle elle devait se concentrer sur la chaleur ressentie dans le petit bassin, au niveau de son utérus, de ses trompes et de ses ovaires. Au bout de vingt-huit jours exactement, ses règles sont revenues! Depuis lors, non seulement son cycle naturel s'est totalement rétabli, mais son insatisfaction sexuelle a disparu.
Ce genre d'exemple, aussi frappant, est évidemment rare, mais il permet de saisir le phénomène psychosomatique et les possibilités que les méthodes sophroniques peuvent apporter.

En général, il n'y a pas de recette type d'application des méthodes, mais une certaine chronologie peut être respectée pour l'apprentissage progressif:
1. Une sophronisation simple.
2. Les activations intrasophroniques de type Schultz: pesanteur, chaleur, respiration, perception des battements cardiaques, plexus solaire et, enfin, fraîcheur du front.
3. La sophro-acceptation progressive (qui permet l'apprentissage de l'imagerie mentale).
4. La méthode spécifique du cas à traiter comme la sophrosubstitution sensorielle, mais seulement s'il y a lieu de l'utiliser soit dans le dessein de supprimer des perceptions désagréables, soit dans l'apprentissage de la sophro-correction sérielle en cas de phobies, ou encore toute autre méthode comme la protection sophroliminale, la sophromnésie, etc.
5. Enfin, l'alliance sophronique arrêtée en fin de thérapie par la création d'une méthode personnalisée, c'est-à-dire entièrement constituée d'éléments que le patient souhaite voir programmés dans une méthode finale, grâce à laquelle il pourra dorénavant s'entraîner seul: la méthode intégrale.
Nous avons, dans ce chapitre, essayé de montrer que la sophrologie peut apporter à la médecine une nouvelle dimension qui ferait du médecin non plus seulement un prescripteur, mais un collaborateur dans une thérapie à deux, ou en groupe, où le malade aurait lui aussi sa part de responsabilité.

Sophrologie et stomatologie
Dès le début, la sophrologie a été adoptée par les dentistes,

qui ont été ses plus fidèles partisans. Ce sont eux qui l'ont promue au rang qu'elle occupe aujourd'hui dans les thérapies modernes.

Il est de tradition que le dentiste fait mal. Cette réputation, *a priori*, n'engendre pas la décontraction, et le dentiste a toujours cherché le moyen d'améliorer son image de marque en atténuant ou en supprimant la douleur. Il suffit, pour s'en convaincre, de constater le grand nombre d'extractions dentaires sous anesthésie générale, procédé peut-être sécurisant, mais non dénué de danger. L'hypnose est également utilisée et elle trouve ici une utilisation peut-être plus rationnelle qu'en médecine puisque la brièveté de son action n'est plus un inconvénient. Mais la réputation et l'intervention de l'hypnotiseur viennent encore renforcer l'image déjà angoissante du dentiste qui préférerait, au contraire, se montrer rassurant.

Et c'est là que la sophrologie peut être efficace en donnant une autre dimension à la relation dentiste-patient. Il faut, d'abord, que le dentiste soit lui-même sophrologue : cela ne veut pas seulement dire qu'il sache appliquer les méthodes sophroniques, mais aussi et surtout qu'il soit lui-même entraîné à ces méthodes et qu'il ait acquis cette maîtrise de l'événement qui confère le calme et la patience indispensables à l'exercice de son art. Combien de spécialistes s'irritent devant un enfant qui refuse les soins en hurlant et en s'agrippant aux bras de sa mère ! Cet énervement réciproque ne fait que tendre un peu plus les rapports. Un dentiste serein, patient aura, au contraire, toutes les chances d'établir peu à peu un climat de confiance. L'enfant est un être particulièrement sensible, qui perçoit fortement l'état ou mieux le niveau de conscience dans lequel se trouve son interlocuteur, en l'occurrence le dentiste.

Un facteur important doit être pris en considération, celui du « temps-à-ne-pas-perdre ». L'objection que font certains dentistes concerne ces dix minutes que nécessite la moindre sophronisation, dix minutes que leur emploi du temps chargé ne leur permet pas de consacrer à la préparation des patients.

Cette objection perd de sa force si la sophrologie leur permet de modifier leur propre attitude (ce qui facilite déjà grandement la tâche) et s'ils ont pris soin d'enregistrer une cassette de sophronisation simple pour le patient qui pourra ainsi s'entraîner chez lui à se détendre et à provoquer cette détente, seul, au moment de pénétrer dans le cabinet dentaire. La sophrologie est donc déjà très utile pour cette importante partie de la thérapie qu'est le contact, la relation, entre le dentiste et le patient.
Deux méthodes sont plus particulièrement utilisées en stomatologie et avec des résultats étonnants: la sophro-substitution sensorielle et la sophro-acceptation progressive, méthodes déjà décrites dans un chapitre précédent, mais dont nous allons voir les applications possibles en dentisterie.

La sophro-substitution sensorielle est basée sur la possibilité de changer une sensation en une autre. Tout sujet entraîné peut réaliser ce changement. Nous avons vu l'exemple de la sensation de chaleur transformée en sensation de froid qui s'accompagne de modifications circulatoires contrôlées. Le dentiste va progressivement demander au sujet de ressentir cette fraîcheur au niveau de la bouche, puis au niveau de la gencive elle-même. Il peut, pour cela, suggérer des images d'eau froide, de glace, etc. Les modifications sont visibles à l'œil nu: pâleur progressive de la gencive par vaso-constriction, raréfaction de la salivation et, lors de l'intervention, saignement très atténué par rapport aux interventions ordinaires.
On a pu constater également que les suites opératoires de ces interventions sous sophronisation étaient améliorées: cicatrisation plus rapide, complications moins fréquentes.
Il faut toutefois noter que tous les patients ne sont pas capables de parvenir à un tel degré d'analgésie, mais le dentiste peut facilement vérifier au cours de la sophronisation si le recours à un anesthésique chimique est nécessaire ou non.

La sophro-acceptation progressive sera employée pour faire accepter une prothèse. Là encore, des résultats remarquables ont été enregistrés. Cette technique sera déjà utilisée pendant les soins qui précèdent la mise en place de la prothèse. Le dentiste demandera au sujet de s'imaginer une situation future très positive, dans un cadre idéalisé où il se placera, parfaitement à l'aise tant du point de vue physique que psychique, en essayant de se voir muni de sa nouvelle prothèse, exactement adaptée à sa bouche. Le patient pratique ainsi l'intégration progressive de son nouveau schéma corporel. Ainsi va se rapprocher l'image de la séance de pose de la prothèse qui, peu à peu, aura été acceptée.

La sophro-substitution sensorielle et la sophro-acceptation progressive ont pour objectif d'obtenir des résultats pratiques immédiats ou à moyen terme. Mais on doit également mentionner les résultats bénéfiques secondaires qu'elles procurent au patient. Il n'est pas rare de voir des sujets, s'entraînant dans le but très précis d'accepter une prothèse, signaler à leur dentiste une amélioration sensible de leur asthme ou de leur ulcère de l'estomac; ou encore de voir chez un enfant, s'entraînant à la sophronisation simple pour ne plus avoir peur du dentiste, une énurésie tenace disparaître.

Ces résultats secondaires ne présentent qu'un risque, celui de voir certains dentistes trop enthousiasmés par l'efficacité de la sophrologie se transformer en médecins ou en psychiatres, avec tous les dangers que cette mutation peut comporter pour le patient.

Une règle très importante donc pour les stomatologues comme pour les autres thérapeutes: toujours agir dans les limites de ses compétences.

Sophrologie et médecine psychosomatique

Pour certains, la médecine psychosomatique est la médecine tout court; pour d'autres, au contraire — et les psychanalystes sont de ce nombre —, ce n'est qu'un chapitre spécial de la médecine. De plus, aucun médecin n'est d'accord avec l'autre sur l'importance à donner au psychologique ou à l'organique. Les maladies ont-elles une origine psychologique ou bien ne serait-ce pas l'organicité primordiale qui engendrerait les troubles psychologiques ? Laissons là cette querelle et voyons comment en pratique les choses se passent.

Exemple 1. Imaginons qu'un homme vienne en consultation après avoir précisé que c'était très urgent : il est rouge, sa respiration est haletante, le son de sa voix est haut perché, son débit est saccadé, ses mouvements sont désordonnés, il tremble, il a les larmes aux yeux. Il est manifestement sous l'emprise d'un choc émotif (dû à un accident de voiture). Nous voyons dans ce premier exemple qu'un accident peut provoquer un choc émotif générateur d'angoisse avec des signes physiques importants, mais, en fin de compte, sans gravité pathologique, car tous les examens se révèlent négatifs. Il s'agit simplement d'une réaction émotive normale. La sophrologie pourra, dans ce cas, avoir un rôle plus préventif que curatif ; il est certain qu'un sujet entraîné aux méthodes de sophronisation simple, de sophro-acceptation progressive ou encore de protection sophro-liminale acquerra la faculté d'amortir le choc émotionnel.

Exemple 2. Un homme vient en consultation. Il se plaint d'insomnie avec réveil à 3 heures du matin, d'impression d'étouffer, de battements de cœur forts et rapides. Cela entraîne une grande lassitude dans la journée avec maux de tête et tendance syncopale. Au cours de l'entretien, il indique avoir perdu sa femme trois ans auparavant. Tous les examens biologiques sont normaux, mais on relève des troubles fonctionnels de nature anxieuse, dépressive même. Il faut donc intervenir pour guérir ces troubles fonctionnels. Les techniques de sophronisation simple, de sophro-acceptation progressive, de protection sophro-liminale et de sophro-substitution sensorielle seront très bénéfiques en créant des effets parasympathiques qui pourront s'opposer aux effets excessifs du sympathique avec une mise au repos et une régulation du système nerveux.

Exemple 3. Cet homme de quarante-sept ans, chef d'entreprise, divorcé, père de trois enfants, souffre d'un ulcère de l'estomac mis en évidence cliniquement et radiologiquement. Il est envoyé en consultation chez un psychosomaticien, car les différents traitements médicamenteux ont eu des effets palliatifs temporaires, mais n'ont pas abouti à une guérison définitive. L'entretien met rapidement en évidence une personnalité ambitieuse, un homme travailleur mais blasé. Les nombreux échecs subis dans sa vie affective l'ont peu à peu amené à se replier sur lui-même, à ne pas manifester d'émotion et à se centrer uniquement sur son travail, seule source de satisfaction. Il passe pour un homme doux et gentil, son agressivité profonde n'est pas soupçonnée. Lui aussi est un anxieux, mais dans son cas l'anxiété a abouti à la lésion. Les techniques sophroniques vont être utiles dans un but thérapeutique certes, mais aussi dans un but prophylactique en modifiant le comportement de cet homme afin d'éviter toute récidive.

L'effet physiologique de l'émotion

Physiologiquement, on peut dire que l'émotion agit en activant exagérément la fonction orthosympathique. Les méthodes de relaxation atténuent ces effets négatifs en activant le parasympathique.

La stimulation du sympathique provoque:
— une accélération du rythme cardiaque;
— une augmentation de la tension artérielle;
— un rétrécissement du calibre des artères;
— une augmentation de la contraction musculaire;
— un déclenchement de la transpiration;
— une accélération du rythme respiratoire;
— une dilatation des pupilles;
— un ralentissement du péristaltisme (contraction) intestinal;
— une sécrétion d'adrénaline.

Ce sont ces effets que l'on va retrouver lors d'un choc émotionnel.

La stimulation du parasympathique engendre :
— un ralentissement du rythme cardiaque et respiratoire ;
— une dilatation des artères ;
— une diminution de la tension artérielle ;
— une augmentation du péristaltisme intestinal ;
— un freinage de la transpiration ;
— un effet calmant.
C'est en fait ce que l'on peut constater pendant la sophronisation.

Ces trois exemples illustrent le processus observé à partir du choc émotionnel :
1. choc émotionnel sans retentissement grave ;
2. choc émotionnel avec retentissement fonctionnel ;
3. choc émotionnel avec retentissement fonctionnel puis lésion organique.
En dehors de l'émotion, on peut rattacher la fatigue, le surmenage, l'état de stress aux troubles psychosomatiques.

La fatigue est un symptôme et non une maladie en soi. Elle fait suite à l'effort qui en est la cause. Elle n'est pas pathologique, au contraire de l'asthénie qui, elle, n'a pas de cause déterminée.

Le surmenage est un excès de fatigue due à de trop nombreuses activités. Le seuil de fatigabilité a été dépassé. Il ne faut pas confondre le surmenage avec la dépression qui est, elle, une altération de l'humeur et de l'élan vital, parfois en dehors de toute fatigue. La dépression se caractérise par le manque de goût d'entreprendre quoi que ce soit, par des troubles du sommeil, des idées de suicide, etc.
Alors que la fatigue et le surmenage relèvent des techniques sophroniques, la dépression — qui peut être évitée grâce à l'entraînement sophronique — doit être soignée, lorsqu'elle est diagnostiquée, par toute une série de thérapeutiques médicamenteuses ou non.

Le stress, enfin, peut être défini comme l'état dans lequel se trouve tout être subissant les pressions de l'environnement et réagissant contre elles d'une manière spécifique ou non spécifique.

Sophrologie et psychiatrie

Il faut placer ici les troubles névrotiques, dont les principaux phénomènes sont l'anxiété, la peur, l'émotion, généralement engendrées par un conflit personnel conscient ou inconscient et même, éventuellement, plus relationnel. Prenons un exemple, celui de la névrose d'angoisse, qui est une angoisse pathologique insupportable, survenant sans horaire précis et accompagnée de troubles psychologiques et fonctionnels, comme ceux qui accompagnent l'émotion. Cette angoisse névrotique est toujours le résultat d'un conflit intrapsychique inconscient, résultat d'un refoulement. Cette crise peut être jugulée par les techniques sophroniques.

L'homme s'adapte par des mécanismes de défense parfois bons, parfois mauvais, à cette angoisse diffuse. Ainsi, pour éviter qu'elle n'envahisse toute sa vie quotidienne, il peut la polariser sur une situation bien particulière et faire, alors, de l'agoraphobie (peur des rues, peur de la foule), de la claustrophobie (peur d'être enfermé), etc. Aussi négative soit-elle, cette réaction lui permet néanmoins d'avoir une vie à peu près normale puisqu'il évite, en fin de compte, l'angoisse en éliminant les situations qui la provoquent.

Dans ce cas de névrose phobique, on pourra mettre en œuvre tout un programme de techniques sophroniques ayant pour but le déconditionnement de l'individu. Des exercices de sophronisation simple pour commencer, puis de sophro-acceptation progressive pour entraîner le sujet à dépasser la situation phobique, ensuite une sophro-substitution sensorielle et, surtout, une sophro-correction sérielle qui sera la technique de base. On arrive ainsi, peu à peu, à débloquer la situation critique. C'est une méthode de déconditionnement basée sur les travaux de l'école américaine qui a essayé d'allier les théories psychanalytiques postfreudiennes et les thérapies skinnériennes et pavloviennes. Pour les behavioristes, la phobie a sa source dans le conditionnement alors que, pour les analystes, elle vient d'un conflit refoulé. Parfois les deux causes peuvent être trouvées.

Un exemple nous fera mieux comprendre le mécanisme complexe de la phobie, c'est celui de cet homme qui faisait une crise d'angoisse chaque fois qu'il passait devant une église ; la cause initiale de cette angoisse était un accident au cours duquel une voiture avait failli le tuer devant une église ; or, le sujet n'avait pas associé voiture et angoisse, mais église et angoisse. Sa guérison fut obtenue par la méthode de sophro-correction sérielle renforcée par la technique de sophromnésie positive pendant laquelle on lui a fait revivre l'accident.

On rencontre encore d'autres mécanismes plus élaborés, plus complexes, qui sont ceux où l'angoisse n'est ni diffuse ni liée à une situation, mais liée aux idées, aux obsessions : c'est la névrose obsessionnelle. Les patients atteints de cette névrose sont hantés par des obsessions. Ils vérifient, par exemple, cinq ou six fois de suite s'ils ont bien fermé la porte de leur appartement ou encore le gaz, l'électricité, etc. ; ils instaurent alors une sorte de rituel.

Il s'agit d'une maladie très grave, qui se rapproche des états prépsychotiques, et il faut être prudent dans la thérapeutique, car il faut éviter la décompensation : on ne touche pas aux mécanismes de défense sans danger ; il est nécessaire de toujours tenir compte du bénéfice secondaire de la maladie. Il faut donc faire très attention aux analyses et aux thérapies sauvages.

L'intérêt de la sophrologie réside dans le fait qu'il n'y a pas d'interprétation, on aide progressivement le sujet à se détendre pour perdre naturellement et lentement ses obsessions, ses phobies. Dans les cas de troubles névrotiques, on envisage des traitements d'une année. Durant le premier trimestre, on fera pratiquer au patient la sophronisation simple et les activations. Pendant le deuxième trimestre, on appliquera les méthodes de sophro-acceptation progressive, de sophro-substitution sensorielle et, éventuellement, la relaxation dynamique adaptée. Au cours du troisième

trimestre, on recourra à la sophro-correction sérielle et, enfin, au dernier trimestre on appliquera la sophro-correction sérielle dirigée de type comportemental.
Certains psychiatres utilisent la sophrologie et, notamment, la relaxation dynamique pour le traitement des psychoses, troubles de l'adéquation à la réalité. Ces expériences ne sont pas encore suffisamment nombreuses pour qu'on puisse en tirer toutes les conclusions. Il est certain, en revanche, que les méthodes sophroniques et surtout la relaxation dynamique ont un effet bénéfique chez les psychotiques et les psychopathes.

Névrose ? Psychose ? Psychopathie ?
Une anecdote du professeur Sivadon fait bien comprendre la différence qui existe entre la névrose, la psychose et la psychopathie. Si vous demandez à un névrosé combien font 2 + 2, il vous répondra 4, puis, pris de remords, il fera une preuve par neuf, avant de réaffirmer, empli d'angoisse, 4.
Si vous posez la même question à un psychotique, il vous répondra 9, plein d'assurance malgré votre air dubitatif.
Enfin, le psychopathe vous répondra 4 en vous flanquant son poing sur la figure et en vous demandant si vous ne vous moquez pas de lui !

Il faut également parler des troubles psychomoteurs, dans lesquels la sophrologie donne d'excellents résultats. On peut citer ce cas de torticolis que différents traitements psychothérapeutiques n'avaient pas guéri et que la sophronisation, aidée de la kinésithérapie, a fait totalement disparaître. Elle guérit aussi les cas de crampe de l'écrivain et du violoniste. Dans le bégaiement, on a pu constater que les sujets n'éprouvaient plus ce trouble en état de détente. On peut alors enregistrer leur voix, afin de la leur faire entendre, et pratiquer les méthodes de sophro-acceptation progressive et de sophrosubstitution sensorielle.

Sophrologie et kinésithérapie

La relaxation statique

Les techniques sophroniques agissent sur deux plans :

— sur le plan physique, elles combattent les dystonies (ou troubles du tonus) et les dyskinésies (ou troubles du mouvement);
— sur le plan psychologique, elles combattent l'appréhension, la peur et l'angoisse.

Les techniques les plus couramment utilisées sont:
— la sophronisation simple;
— la sophro-perception relaxative;
— la sophro-substitution sensorielle;
— la sophro-acceptation progressive.

La sophronisation simple peut être utilisée avant, pendant ou après le massage ou la rééducation fonctionnelle. Le rythme régulier du massage combiné au Terpnos Logos entraîne une adhésion totale du patient. Cette technique de sophronisation simple est à la fois un moyen activateur et un moyen renforçateur des principales techniques kinésithérapiques spécialisées ou non. Elle demande un thérapeute lui-même bien détendu.

La sophro-perception relaxative de Victor Copin agit selon le principe d'action positive et utilise les stimuli sensoriels harmonieux afin d'activer la relaxation tant physique que mentale et de faire percevoir par le patient la région corporelle intéressée.

Au cours du massage, les pressions sont différentes et de valeur inégale. À chaque instant, le thérapeute demande au patient sophronisé de prendre conscience de ces différences de rythme, de pression et de contact et d'y attacher toute son attention. Le patient percevra la région corporelle intéressée dans le bien-être et saura, ainsi, en garder le souvenir dans la vie courante.

La sophro-substitution sensorielle consiste à changer une sensation douloureuse en une sensation agréable.

La sophro-acceptation progressive propose au sujet de choisir une situation plus ou moins lointaine en accord avec l'acceptation de son schéma corporel. On peut ainsi demander au patient de se voir guéri dans un futur plus ou moins proche et de rapprocher cette image de guérison dans le temps.

Les indications de la sophronisation en kinésithérapie

Les indications thérapeutiques de la sophronisation en kinésithérapie sont étendues aux différentes spécialités médicales qui relèvent de la kinésithérapie, comme la traumatologie, la rhumatologie, la pneumologie, la neurologie, la cardiologie et la gynécologie obstétrique. Les techniques de sophronisation que nous employons dans l'ensemble sont celles du professeur Alfonso Caycedo, et celle de Victor Copin de Douai, mais nous y ajoutons encore quelques techniques plus particulières. Pratiquement, toutes les techniques de sophronisation statique peuvent être utilisées par le kinésithérapeute qui n'hésitera pas, le cas échéant, à intégrer les différentes techniques déjà vues, comme la technique de Schultz, la méthode de Jacobson, la méthode de Gerda Alexander, ou d'autres encore... La sophronisation, méthode thérapeutique, mais surtout la sophrologie, principe psychophilosophique, apportent à la kinésithérapie une dimension supplémentaire, en faisant d'elle une thérapie possible des affections psychosomatiques.

La relaxation dynamique

La relaxation dynamique est du point de vue kinésithérapique une relaxation très complète. Ainsi, elle comporte des temps actifs, pendant lesquels le sujet contracte les muscles, des temps respiratoires, où il prend conscience de son automatisme respiratoire, des temps de détente ou de récupération après l'effort, qui éliminent toutes les dernières tensions de l'organisme. Ce sont ces temps actifs respiratoires et ces temps de récupération qui forment l'ensemble thérapeutique de la relaxation dynamique de Caycedo.

Les applications pratiques de la relaxation dynamique

La relaxation dynamique peut être utilisée en totalité ou en partie, seule ou associée à d'autres techniques dans à peu près toutes les indications de la kinésithérapie. À titre d'exemple, nous allons passer en revue quelques indications plus particulières.

En rhumatologie. La relaxation dynamique peut être appliquée en rhumatologie et, plus particulièrement, aux algies. Mais il faut bien faire la différence entre psychalgies (manifestation douloureuse, généralement sans aucune lésion bien particulière) et vrais rhumatismes.
Dans les psychalgies, la douleur est plutôt un moyen d'expression, le corps devenant le support de l'angoisse du patient. Ces psychalgies représentent un énorme pourcentage de la consultation du rhumatologue. Cependant, il faut savoir que chez les véritables rhumatisants il existe toujours un facteur psychologique qui entre en jeu et qui majore souvent l'expression subjective de la douleur. La relaxation dynamique peut être utilisée avec de très bons effets chez les psychalgiques et chez les véritables rhumatisants aussi. Cette technique de relaxation pourra donc, à la fois, fortement diminuer l'état d'angoisse du patient et la douleur en supprimant les contractures importantes.
Les contractures ainsi éliminées, le malade pourra effectuer sa rééducation en ressentant beaucoup moins de douleur. Cette technique de relaxation sera donc très utile dans les cervicalgies (ou douleurs cervicales), dans les maux de tête, les douleurs lombaires ou de la colonne vertébrale et donc dans les maladies plus organisées telles que la polyarthrite chronique évolutive, la spondylarthrite ankylosante, la coxarthrose et la gonarthrose.

En pneumologie. La relaxation dynamique est indiquée en pneumologie dans les insuffisances respiratoires et dans l'asthme. Rappelons ici la méthode de respiration dynamique relaxante du docteur Courchet plus particulièrement efficace dans l'asthme, l'emphysème et la bronchite chronique.

En neurologie. Ces techniques de relaxation dynamique peuvent être utiles dans l'hémiplégie (ou paralysie d'un côté du corps), dans les troubles de la coordination et dans tous les troubles psychomoteurs tels que les tics ou les crampes.

Cette technique peut être également très utile dans les cas de torticolis spasmodique (ou crampe de la région du cou).

En cardiologie. Agissant principalement sur le facteur de l'angoisse, cette technique de relaxation dynamique peut être d'une grande efficacité en cardiologie, notamment dans les suites de l'infarctus du myocarde.
En conclusion, la relaxation statique ou la relaxation dynamique de Caycedo sont des techniques très précieuses dans le domaine de la rééducation kinésithérapique. Elles constituent un moyen d'activation des autres techniques ou un moyen de renforcement entrant dans un cadre général de thérapeutique.

Sophrologie et sexologie
D'après un psychiatre anglais, Marks Isaac, on peut diviser les troubles sexuels en trois catégories: les déviations sexuelles, les dysfonctions sexuelles, le transsexualisme.

Les déviations sexuelles, encore appelées perversions, sont caractérisées par un bon fonctionnement sexuel, d'ailleurs souvent agréable; cependant, le but et (ou) l'objet dévient de la norme.

Les dysfonctions sexuelles sont caractérisées par un mauvais fonctionnement sexuel, peu agréable. Il s'agit, le plus souvent, d'un trouble psychosomatique qui empêche de pratiquer le coït ou d'en jouir. Chez l'homme, ces dysfonctions s'appellent impuissance, éjaculation précoce ou retardée. Chez la femme, ces dysfonctions s'appellent vaginisme, dysfonction sexuelle générale (frigidité), dysfonction orgasmique et dyspareunie (douleur au cours du coït).
Si nous nous référons au schéma de la thérapie comportementale, à tout stimulus correspond une réponse.
Une stimulation sexuelle ou symboliquement sexuelle entraînera donc par l'intermédiaire de l'organisme une réponse sexuelle: dans un premier temps, une vaso-congestion (lubri-

fication vaginale chez la femme, érection chez l'homme); dans un second temps, une décharge par contraction myoclonique (c'est l'orgasme chez la femme et l'éjaculation chez l'homme).

Pour qu'une réponse sexuelle soit parfaitement adéquate, il faut évidemment que l'organisme soit physiologiquement intègre et que les stimuli soient assez forts. Il faut également considérer le type de réponse, notamment en fonction de la motivation, et étudier les réponses pathologiques.

Dans les dysfonctions, on rencontre chez la femme la dysfonction orgasmique et la dysfonction sexuelle générale ou frigidité. Il faut savoir que le premier temps de réponse par vasocongestion dépend du parasympathique alors que le second temps est sous dépendance orthosympathique. On comprend donc aisément que les méthodes sophroniques par leur action sur le parasympathique sont bénéfiques pour améliorer chez l'homme et chez la femme le premier temps de réponse (lubrification, érection) et pour moduler l'hyperactivité orthosympathique dans le second temps de réponse (éjaculation précoce). Dans le vaginisme, qui est une contraction inopportune du vagin par réflexe de défense, la relaxation va apprendre à la femme à détendre son périnée. On utilisera pour cela les méthodes sophroniques associées à des exercices périnéaux. On peut même par des techniques de sophro-acceptation progressive, de sophro-correction sensorielle et de sophro-correction sérielle lever certains blocages sexuels, en remplaçant les fantasmes qui les provoquaient par des images mentales positives.

Pour le traitement collectif (plusieurs couples à la fois), un programme de sensibilisation et d'éveil des sens a été mis au point :

— dans un premier temps, on procède à une lecture en groupe de mots en rapport avec la sexualité; ces mots, d'abord poétiques, deviennent peu à peu argotiques afin de lever l'inhibition;

— puis, le groupe de couples, effectue en une journée une série de sophronisations (simple, sophro-acceptation progressive, sophro-substitution sensorielle);

— une séance de massages est ensuite pratiquée par un kinésithérapeute qui montre les différentes techniques classiques ;
— on fait, sous sophronisation, l'activation des perceptions des cinq sens ;
— on arrive enfin, par des massages d'inspiration esalénienne, à la pratique de massages-messages.
Cette méthode a le mérite d'être simple et surtout de réalisation rapide.
Les techniques sophroniques pourront également s'employer dans des cas de véritables phobies sexuelles en les associant même à des techniques de renforcement de perceptions sensorielles à partir d'images, de musique, de parfums, etc. La relaxation dynamique du second degré est alors particulièrement intéressante.
Pour ceux qui sont traités en psychiatrie, comme les pédophiles, les exhibitionnistes, les fétichistes, etc., on utilise les méthodes sophroniques comme moyen de déconditionnement progressif. Dans les troubles qui relèvent davantage de la psychiatrie, ce sont surtout les méthodes de sophromnésie libre et de la sophro-association onirique qui sont utilisées. Uniquement réservées au domaine psychiatrique, elles demandent une interprétation qui ne peut, évidemment, être effectuée que par un spécialiste compétent.

LES APPLICATIONS NON MÉDICALES

Dès 1970, dans son premier congrès mondial, l'école sophrologique tient à préciser les différences qui doivent exister entre la sophrothérapie et la sophropédagogie. En outre, Alfonso Caycedo déclarait en substance dans une interview : « Je suis "professeur-médecin", je situe mon rôle plutôt dans une relation informative-formative avec mon malade [...]. Cela veut dire que je lui apprends des méthodes qu'il va pratiquer chez lui et que je l'informe sur la durée exacte de son apprentissage[1]. »

1. Voir *Psychologie* n° 79 (août 1976).

Si l'on s'en tient à cette première approche, tout est pédagogie en sophrologie : on apprend au sujet à respirer, on lui apprend à s'anesthésier, on lui apprend à se relaxer, etc. Il faut donc chercher ailleurs que dans les activités mêmes de la sophrologie, ce qui fait la différence entre sophrothérapie et sophropédagogie.

Il apparaît, en seconde analyse, que la nature de la différence tient davantage au patient lui-même, à son état, à ses objectifs personnels qu'aux exercices qu'il doit effectuer. Dans la sophrothérapie, le patient est un malade qui vient chercher auprès du sophrologue les moyens de lutter contre son trouble. Dans la sophropédagogie, il s'agit de sujets en bonne santé qui demandent au sophrologue de les aider à progresser vers un objectif qu'ils se sont fixé ou dont l'échéance relève des lois de la nature : l'accouchement par exemple. Dans le premier cas, on a toujours affaire à un thérapeute. Dans le second, le thérapeute se transforme en pédagogue ou est remplacé par un pédagogue.

Cela posé, il est juste de reconnaître que la sophropédagogie a surtout progressé dans des domaines qui, à l'origine, relevaient plutôt des techniques thérapeutiques.

Il s'agit notamment de la sophropédagogie obstétricale, ou préparation à l'accouchement, dont on verra qu'elle dépasse largement l'accouchement lui-même et qu'elle représente véritablement une éducation de toute la famille dans un but d'épanouissement — la gestation et la naissance de l'enfant, « l'instant sublime », comme disent les sophrologues, servant d'abord de prétexte.

C'est également vrai de la sophropédagogie sportive qui a été l'apanage des médecins, sportifs ou non, mais qui, par le biais de leur compétence incontestée en physiologie, parvenaient à conduire les athlètes ou les équipes qui leur étaient confiés vers la relaxation d'abord, vers les techniques de sophronisation ensuite. Les résultats obtenus sont, dans ce domaine encore, tout à fait éloquents et en faveur des thérapeutes qui, les premiers, ont osé adapter les méthodes aux conditions d'exécution spécifiques des différentes disciplines sportives déjà expérimentées.

Nul doute qu'il faille maintenant, si l'on veut aller plus loin, sortir du cadre strictement médical et confier à des entraîneurs, dûment formés et donc sophrologues eux-mêmes, le soin d'adapter et de diffuser la sophropédagogie sportive.
Une troisième discipline, la sophropédagogie pédiatrique, encore appelée paidosophrologie, a été, comme son nom l'indique, mise au point par un pédiatre, le docteur Espinosa Aroca.
Voilà pour les grandes disciplines de base décrites dans les chapitres qui suivent, qui confèrent déjà à la sophropédagogie ses lettres de noblesse.
Si les techniques sophrologiques ont aussi bien réussi dans ces domaines à l'origine thérapeutiques, on peut imaginer aisément toutes les branches de l'apprentissage où des résultats similaires pourraient être obtenus, non seulement dans les enseignements qui procèdent de la modification du schéma corporel par l'utilisation d'une machine (on citera, à titre d'exemple, la dactylographie ou la conduite automobile), mais aussi dans les matières qui nécessitent une très grande attention et de bonnes facultés de mémorisation (langues étrangères, bien sûr, mais aussi mathématiques, chimie, physique, histoire, etc.) et, enfin, dans les travaux manuels qui requièrent une importante dépense musculaire, totale ou partielle, et qui, d'une certaine manière, s'apparentent aux activités sportives.
En un mot, il n'est guère d'enseignement qui ne puisse relever des techniques sophrologiques, et on imagine les économies de temps et d'énergie que l'on pourrait réaliser en appliquant ces méthodes d'enseignement au niveau des adultes dans le cadre de la formation permanente. À l'âge où les facultés d'attention commencent à s'émousser, où la fatigue vient plus vite amoindrir la résistance de l'élève, où les soucis inhérents à la situation familiale contribuent à démobiliser le stagiaire en formation, les méthodes toutes simples de la relaxation dynamique peuvent aider à recréer l'énergie défaillante du sujet (en témoignent les résultats contrôlés sur le plan sportif).

Mais nous n'en sommes pas là, et les essais encore fort modestes réalisés à ce jour sont, surtout en France, le fait de pédagogues isolés qui, ayant eux-mêmes fait l'expérience des bienfaits de la sophrologie, ont décidé, comme nous allons le voir plus loin, de faire bénéficier leurs élèves de ces techniques.

À l'étranger, dans les pays d'Amérique latine, Uruguay et Venezuela notamment, des utilisations un peu plus fréquentes, plus audacieuses aussi peut-être, sont réalisées à l'université, mais sans connaître encore la diffusion que les résultats présentés lors du dernier congrès mondial semblaient leur promettre.

Il faut donc aller plus vite et plus loin et, pour ce faire, former dans tous les domaines de l'enseignement et de l'éducation des pédagogues qui, après avoir expérimenté sur eux-mêmes les méthodes sophrologiques, contribueront à leur diffusion auprès des élèves, des étudiants ou des adultes en recyclage, comme ont commencé à le faire les thérapeutes, médecins, dentistes, kinésithérapeutes, infirmières, psychologues dans le domaine de la maladie ou de la prophylaxie.

Sophrologie et sport

Les méthodes sophroniques devraient trouver dans le sport un champ d'application extrêmement vaste. En effet, la concentration, les perceptions, l'intégration du schéma corporel, la contraction et la décontraction musculaires et, enfin, la récupération par l'amélioration de la circulation sont, dans la pratique de tous les sports, ce que l'athlète recherche.

C'est le docteur Abrezol, en Suisse, qui a donné le ton en entraînant, par la sophrologie, l'équipe nationale de ski pour les jeux de Sapporo en 1972. Depuis lors le docteur Davrou a préparé des athlètes et sportifs de tous niveaux par des méthodes sophroniques et obtenu des résultats remarquables.

Durant l'apprentissage et l'entraînement, après un interrogatoire complet définissant les caractéristiques physiques et psychologiques de l'athlète, il s'agira d'améliorer le rendement tant du point de vue physique que mental. Le sophrologue ne se substitue pas à l'entraîneur, mais peut lui apporter une aide précieuse en «personnalisant» la technique du sport considéré (quand l'entraîneur est d'accord).

Sur le plan physique, les méthodes sophroniques, et notamment la relaxation dynamique, contribuent à:
— améliorer la précision du geste par une meilleure prise de conscience du schéma corporel en mouvement;
— économiser les dépenses énergétiques en augmentant la sélectivité de la contraction musculaire indispensable au geste et la décontraction des muscles non indispensables;
— contrôler l'attitude générale par l'intégration du schéma corporel.

Sur le plan psychologique, les méthodes sophroniques permettent de développer les facultés de concentration et d'attention ainsi que le potentiel de lucidité par une plus grande possibilité de perception. Lors des entraînements collectifs, elles favorisent l'intégration des groupes et améliorent les rapports entre l'entraîneur et les athlètes par la pleine acceptation d'une hygiène générale de vie (diététique, programme de travail, etc.). Enfin, certains exercices, comme ceux de sophro-acceptation progressive, seront très appréciables lorsqu'il s'agira de rendre positives certaines situations futures de compétition en éliminant les facteurs négatifs comme le stress, le trac, la peur de la défaite ou de l'erreur, etc.

L'expérience d'un tireur de ball-trap

«Nous avons environ huit dixièmes de seconde entre le moment où le plateau part et le moment où nous ne pouvons plus le toucher. Lorsque je fais, avant le concours, une sophronisation simple et que j'arrive à demeurer en état de vigilance concentrée, ces huit dixièmes de seconde me paraissent une éternité: j'ai tout mon temps. Il m'est arrivé, voulant vérifier ce phénomène, de ne pas me sophroniser: ces huit dixièmes me paraissaient alors passer comme un éclair, je n'avais plus le

temps de bien viser, et mes résultats, évidemment, s'en ressentaient.»
Il est très difficile de donner une explication scientifique à ce phénomène purement subjectif. On a pu, néanmoins, constater que la sophronisation entraînait des modifications des notions de temps et d'espace.

Pendant la compétition elle-même, le sujet entraîné peut mettre en pratique les réflexes acquis pendant la période d'apprentissage (attention soutenue, économie d'efforts inutiles, etc.). Certaines techniques respiratoires, comme celle pratiquée dans la relaxation dynamique, entraînent une motivation et une persévérance accrues.
Enfin, après la compétition, le problème important de la récupération est grandement facilité par l'utilisation des techniques statiques comme la sophronisation simple. Elle permet à l'athlète de retrouver la forme et de concourir dans des épreuves répétées. Dans le cas de douleurs ou de contractures musculaires provoquées par l'effort, une méthode comme la sophro-substitution sensorielle apporte une aide appréciable. Cette récupération, grâce aux méthodes sophroniques, a fait l'objet de tests, et les résultats enregistrés ont été significatifs tant du point de vue cardio-vasculaire et respiratoire que du point de vue de l'élimination des «déchets».
Pour illustrer ces généralités, nous proposons maintenant un schéma d'application spécifique, celui utilisé au cours de la préparation olympique de l'équipe de France de voile pour les jeux de Montréal.

L'exemple de la voile
La voile est un des sports les plus complets que nous connaissions, aussi surprenant que cela puisse paraître. L'athlète, en effet, doit non seulement fournir un effort physique intense, mais aussi concentrer et maintenir son attention sur différents éléments, comme la position des voiles, les variations du vent, l'état de la mer ou du lac, l'apparition des nuages, la progression et la tactique des adversaires, sans compter les multiples problèmes posés par une réglementation très compliquée et

délicate à interpréter. Enfin, il doit avoir une perception très développée des sensations tactiles résultant de la force du vent ou des mouvements de la barre et de l'équilibre de son propre corps modifié sans cesse par les virements de bord.
Au cours de la préparation olympique, nous nous sommes sensibilisés à tous ces problèmes en compagnie des entraîneurs et nous avons recherché, avec les concurrents, les méthodes sophroniques les plus adaptées aux problèmes qu'ils rencontraient. Après explication et application de toutes les méthodes, nous avons choisi des techniques individuelles qui ont abouti à une méthode intégrale personnalisée pour chaque participant (c'est-à-dire en fonction de ses besoins et de ses souhaits personnels) et à des méthodes collectives pour l'entraînement de l'équipe. Nous avons également établi un programme d'application pour les périodes d'entraînement intensif, au cours desquelles les méthodes dynamiques, surtout la relaxation dynamique du second degré, précédaient le travail sur l'eau, et, en fin de journée, les méthodes statiques étaient utilisées pour la récupération.
La relaxation dynamique du second degré a été choisie comme base de l'entraînement sophrologique en groupe, car elle se révèle parfaitement adaptée à la pratique de la voile; elle s'effectue en position assise. Après une sophronisation simple, l'athlète exécute des mouvements avec la tête, les bras et les jambes, en essayant de bien percevoir les différentes tensions musculaires nécessaires à l'exécution de chaque mouvement. Parallèlement, il s'efforce de décontracter le reste du corps et de «voir» mentalement les modifications apportées à son schéma corporel pour les exercices, comme si la conscience était, à la fois, capable de percevoir de l'intérieur et de voir de l'extérieur. Les exercices de concentration sur les perceptions sensorielles exécutés au cours de ce second degré ont apporté également des améliorations individuelles. Les résultats ont été probants non seulement dans le domaine du sport même, mais aussi, et tel n'était pas le but à l'origine, dans la vie professionnelle de plusieurs sportifs. Il faut également ajouter les effets bénéfiques sur le groupe lui-même,

formé de champions non encore sélectionnés et qui ont pu vivre un entraînement collectif d'où n'est sorti qu'un élu par catégorie de bateau ! Et ce n'est pas là le moindre mérite de la sophrologie...

Les méthodes sophroniques peuvent donc apporter au sport un indéniable complément de préparation par un renforcement progressif de toutes les facultés. Nous n'insisterons cependant jamais assez sur la nécessité d'un entraînement volontaire à ces méthodes, le développement de la personnalité ne survenant que graduellement.

L'exemple du football

Une autre expérience nous a permis d'adapter les méthodes sophroniques au sport, c'est celle de la préparation d'une équipe de football. Nous avons pu, en plus de la préparation collective qui a abouti à une très grande cohésion du groupe, travailler individuellement et créer pour chacun des joueurs sa propre méthode de sophronisation, en fonction de ses goûts, de ses difficultés et de ses buts. La technique a notamment été très améliorée par une sorte de sélectivité de contraction et de décontraction antagonistes des muscles, associée à une mentalisation du geste, c'est-à-dire une visualisation parfaite de ce que l'entraîneur conseillait, comme si le joueur, en état sophronique, était capable de se voir, sur une sorte de diapositive personnelle, exécutant le geste de façon parfaite et idéale.

Il en a été de même pour les phases tactiques à appliquer dans le match suivant. L'entraîneur a expliqué à ses joueurs en état sophronique ce qu'il attendait d'eux, et nous avons pu apprécier, grâce à une sorte de feedback, l'efficacité d'une telle méthode qui facilite grandement l'attention et aussi la mémorisation. Des joueurs nous ont dit par la suite avoir « revu » et « réentendu », pendant le match, les consignes données au cours de la séance préparatoire.

Le problème de la motivation, qui risque toujours de s'émousser au fur et à mesure du déroulement d'un championnat long et fatigant, s'est trouvé également résolu, d'une part, en recourant à un scénario en fonction des conditions que l'on prête au match en vue (conditions météorologiques, public, ambiance, etc.) ; d'autre part, en utilisant, dans les moments qui précèdent le match, certaines techniques dynamisantes, notamment les mouvements respiratoires de la relaxation dynamique du premier degré, terminés par une méditation sur la respiration basse de la relaxation dynamique du troisième degré.

Il ne faut jamais faire pratiquer à des athlètes des méthodes sophroniques statiques immédiatement avant l'effort. En effet, la baisse du tonus musculaire est telle qu'elle peut être nocive pour l'action intense réclamée par un sport comme le football ou la voile. On réservera donc ces méthodes pour la préparation éloignée de la compétition elle-même et pour la récupération après l'effort.
En revanche, on pourra utiliser la relaxation dynamique juste avant la compétition.

La sophro-pédagogie pédiatrique
En octobre 1974, le XIVe Congrès mondial de pédiatrie, qui réunissait huit mille spécialistes à Buenos Aires, a décerné sa médaille d'or au docteur Mariano Espinosa Aroca pour sa méthode de paidosophrologie.
Espinosa Aroca n'a pas introduit la sophrologie en pédiatrie (la sophronisation simple était utilisée depuis longtemps déjà), mais il a été le premier à adapter la relaxation dynamique de Caycedo au domaine de l'enfance.
Les deux principes de base de l'école sophrologique, le schéma corporel comme réalité vécue et le principe d'action positive, sont, en effet, entièrement applicables à l'enfant et à l'adolescent, pour autant que ces deux notions leur soient présentées de manière intelligible en tenant compte de leur âge.

Le schéma corporel comme réalité vécue. « Nous naissons, dit le docteur Espinosa Aroca, sans avoir conscience de notre

schéma corporel qui commence à se former entre cinq et dix ans ; un enfant de moins de cinq ans suit ses pulsions, ne sait pas “réfléchir” un mouvement, dans le sens de se le représenter, c’est-à-dire qu’il n’est pas capable de l’“intellectualiser”. »
Citant Germaine Rossel, éducatrice pour enfants, il précise : « Pour mémoriser des attitudes ou des mouvements, il faut avoir un certain degré d’évolution mentale (certains adultes ne l’atteignent jamais, et cette carence les place dans l’impossibilité d’avoir une image d’eux-mêmes et donc de leur schéma corporel). »
À partir de cinq ans, l’enfant commence à prendre conscience de son corps en relation avec le monde qui l’entoure : parents, objets, etc.
Psychomotricité et développement mental vont évoluer parallèlement, les deux champs s’influençant réciproquement pour une progression de la motricité et de l’intelligence, progression parfois interrompue ou retardée.

Le principe d’action positive. Le docteur Espinosa Aroca s’était surtout occupé jusqu’alors des points névralgiques de l’enfance (problèmes, conflits, etc.). Les troubles et les symptômes disparaissaient, mais les aspects négatifs se trouvaient généralement renforcés, contribuant à rendre les enfants névrotiques.
C’était l’époque où le professeur Turner, président de l’Union internationale de l’éducation sanitaire, mandaté par l’Organisation mondiale de la santé et par l’U.N.E.S.C.O., venait d’exprimer le souhait qu’en matière de santé mentale l’enfant apprenne :
— à concentrer son attention ;
— à s’intéresser au bonheur et au bien-être des autres ;
— à développer ses capacités de repos ;
— à acquérir une confiance croissante en lui-même ;
— à savoir tirer profit de ses capacités ;
— à exprimer ses émotions de façon adéquate, etc.
Espinosa Aroca pense que la sophrologie peut constituer un moyen pratique de parvenir à cette hygiène mentale préconi-

sée par le professeur Turner. Mais il faut d'abord mettre à la portée de l'enfant les notions précédemment évoquées de schéma corporel, de niveaux de conscience, etc. Le docteur Mariano Espinosa Aroca va créer une méthode audio-visuelle composée de diapositives dessinées, où chacune présente de façon simple et compréhensible les différentes étapes du processus de sophronisation adaptée à la mentalité des enfants.

Après quoi les exercices pratiqués seront très exactement ceux de la relaxation dynamique de Caycedo dans l'intégralité de leurs trois degrés. Au cours du troisième degré, il leur sera demandé de se poser la question : «Qu'ai-je fait de bien aujourd'hui ?»

Au début, Espinosa Aroca et son équipe se sont essentiellement occupés d'enfants psychotiques destructurés. Les premiers résultats obtenus avec les techniques de sophronisation sont très significatifs. En prenant conscience de son schéma corporel comme réalité vécue, l'enfant voit progressivement son rendement scolaire s'améliorer et correspondre au chiffre de son quotient intellectuel. Ces résultats prouvent aussi que l'activation des perceptions est maximale lorsque l'enfant est au niveau sophroliminal (donc plus efficace qu'au niveau de vigilance normale). En outre, les témoignages recueillis auprès des parents montrent que l'enfant qui pratique le principe d'action positive devient autre. Il voit sa personnalité s'affirmer et s'adapter plus aisément à son entourage familial et à l'école.

«Jusqu'à maintenant, dit le docteur Espinosa Aroca, nous manquions de méthodes adéquates pour atteindre pratiquement toute la population enfantine qui comprend l'enfance, la préadolescence et l'adolescence. Notre adaptation en pédiatrie de la relaxation dynamique de Caycedo est actuellement le premier et seul moyen avec lequel nous puissions agir sans danger et de façon positive. Nos constatations nous conduisent à penser que les théories et hypothèses soutenant que l'on ne peut aborder les pulsions, les réflexes et les instincts que de l'extérieur sont indéfendables. Nous sommes, au contraire, certains maintenant qu'un enfant "foulant son propre sable mental" et associant méthode et solution du conflit élimine la plupart du temps ses névroses et équivalences psychosomatiques.»

Alors qu'en sophrologie statique il était très difficile de maintenir l'attention de l'enfant, avec la relaxation dynamique de Caycedo il devient sans effort plus attentif aux exercices des trois degrés, qu'il pratique à son propre rythme, sans être distrait par les bruits, les mouvements ou la respiration des autres. À l'instant de la désophronisation, il attend en silence que le reste du groupe ait également terminé.

La pratique en groupe de cette méthode permettra de la mettre à la portée du plus grand nombre (tant dans le cadre scolaire que dans des organismes privés) dans des conditions de participation financière raisonnables. L'application systématique est déjà envisagée dans les collèges d'Espagne pour un prix modique. Il n'en coûtera pas plus cher que pour un entraînement en natation ou en gymnastique. La sophrologie peut désormais offrir un système pédagogique original. L'implantation de la méthode est déjà commencée à Madrid, où les résultats enregistrés et méthodiquement étudiés contribuent à la faire progresser chaque jour.

Trois expériences françaises

Les trois expériences françaises présentées ci-après constituent des exemples d'adaptation de méthodes sophrologiques à l'enseignement et à la formation. Ces expériences sont actuellement en cours: on ne peut donc pas encore en tirer de conclusions définitives.

L'expérience du lycée Voltaire

Jean Cureau est professeur agrégé d'anglais au lycée Voltaire à Paris. Après quinze années d'enseignement par la méthode classique et dix années par la méthode audio-visuelle, il pense que le stade audio-visuel doit être dépassé. Il fait alors porter son effort sur les techniques d'expression et tout ce qui peut faciliter cette dernière, l'utilisation des différents modes de

relaxation, bien sûr, mais aussi l'ensemble des travaux réalisés dans le domaine de l'acoustique, notamment à l'aide d'appareils électroniques.
En 1974, Jean Cureau effectue donc une demande d'autorisation de recherche spontanée auprès du groupe interacadémique de recherche et d'animation pédagogique, autorisation accordée à la fin du mois d'avril de la même année.

La méthode. Jean Cureau va d'abord apprendre à ses élèves (âgés de douze à quatorze ans) à se relaxer. «Ce n'est pas une mince affaire, dit-il, que de récupérer un groupe de trente enfants dont il va falloir modifier le comportement habituel en une heure et entre deux autres cours qui n'ont rien à voir avec l'anglais.»
Chaque leçon commence par une séance de relaxation au cours de laquelle sont utilisées différentes méthodes: training autogène de Schultz, relaxation de Jacobson, relaxation statique, relaxation dynamique.
La relaxation a pour objet d'accroître la disponibilité de l'enfant et d'améliorer son écoute. Après quoi, tout au long de la séance, d'autres exercices vont être exécutés, notamment à l'aide du Suvag Lingua. Suivent des exercices de kinesthésie, en corrélation avec les exercices d'écoute et, enfin, la psychotechnique d'expression spontanée.
Au cours de la deuxième année scolaire, la base des travaux restera la même: relaxation en début de séance, utilisation du Suvag Lingua et de l'action réciproque et conjuguée des techniques acoustiques et kinesthésiques.
Jean Cureau introduit dans ses cours la technique du drama, méthode anglaise née des exercices d'apprentissage de l'art dramatique.
Adaptée à l'étude des langues, elle consiste à faire jouer et vivre aux élèves des situations en anglais. Enfin, Jean Cureau entreprend une recherche sur les besoins de langage réels des élèves qui sont souvent éloignés des notions que l'on veut leur inculquer.

Ses buts. «La relaxation, dit encore Jean Cureau, n'est qu'une partie de la recherche, mais une partie essentielle, eu égard aux buts que nous poursuivons avec ces cours:
— mise en disponibilité acoustique, visuelle et motrice des élèves;
— création des conditions d'attention et de concentration;
— création de meilleures relations dans le groupe.»

Ses résultats. Au niveau des résultats, Jean Cureau est formel sur un point: «Nous ouvrons l'oreille des élèves et nous n'avons plus de problème d'accent. Pour le reste, meilleure disponibilité des élèves qui trouvent tout naturel maintenant de retirer leurs chaussures pour apprendre l'anglais ou de venir s'allonger dans une salle dont on a enlevé les tables, ce qui n'était pas évident au départ. Au niveau du groupe, meilleure homogénéité enfin, ce qui contribue incontestablement à rendre les cours plus faciles.»
Enfin, il est important de signaler que tous les parents des élèves sont prévenus en début d'année de la nouvelle méthode; personne, à ce jour, ne l'a refusée pour son enfant.

L'avenir? Jean Cureau a déjà prévu ses prochaines séances. On peut dire qu'elles seront à base de relaxation dynamique, de manière à associer au maximum le mouvement et l'expression spontanée.
«Nous parlons, dit-il, avec tout notre corps; la parole est un équilibre tensionnel de chaque instant; tous les muscles, sans exception, sont intéressés lorsque nous nous exprimons. L'apprentissage d'une langue étrangère implique une rééducation de l'oreille (qui se comporte comme une oreille pathologique avec la langue étrangère) et une rééducation de la motricité (chaque langue ayant ses caractéristiques motrices). On ne peut dissocier ces deux rééducations.»

L'expérience au Centre de formation et de perfectionnement des journalistes
Fanny Saféris applique les méthodes sophroniques, dans le cadre du Centre de formation et de perfectionnement des journalistes, pour l'enseignement de l'anglais.

La première année, l'expérience a commencé avec un groupe composé de dix adultes. L'approche pratiquée par Fanny Saféris consistait en une sophronisation simple, en français, au début de chaque séance. Lorsque le groupe se trouvait au niveau sophroliminal, Fanny Saféris disait en anglais cette fois, mais dans le ton du terpnos logos, un texte court que le groupe devait essayer de mémoriser.
À l'issue de la première année, c'est avec beaucoup de modestie que Fanny Saféris juge l'expérience: «On ne peut pas parler de résultats sur une période aussi courte, dit-elle; n'oublions pas qu'en formation d'adultes nous ne disposons que de trois heures par semaines, ce qui est très peu par rapport aux enseignements initiaux des lycées et collèges. Ce que j'ai pu constater, c'est une meilleure assiduité des membres du groupe et un désir unanime de continuer.» Engagée à poursuivre l'expérience, Fanny Saféris crée un second groupe, dans lequel elle structure davantage les leçons et la mise en pratique des exercices.

Le premier groupe: les anciens. Pour le premier groupe qui en est à sa deuxième année, Fanny Saféris utilise les techniques de sophro-acceptation progressive. Les trois premières semaines sont consacrées à la prise de conscience du corps, les trois suivantes à la visualisation d'une scène agréable. Pendant trois autres semaines, le groupe va faire des exercices de projection dans l'avenir.
Dans tous les cas, une partie de la leçon a lieu en début de cours, pendant la sophronisation qui peut excéder maintenant les dix minutes de la première année.
Au niveau du terpnos logos, des essais ont également été effectués. À l'origine, tous les textes étaient enregistrés sur cassettes pour chaque période de trois semaines. Depuis que ces exercices spécifiques sont terminés, Fanny Saféris a repris la sophronisation directe, ce qui semble donner de meilleurs résultats. La musique aussi a été introduite en fond sonore sur la voix (Albinoni, Vivaldi, Bach, des chants grégoriens même), et il semble que l'association du terpnos logos et de la

musique facilite encore la recherche de l'état sophroliminal et sa persistance.

Le second groupe : les débutants. Pour le second groupe débutant, Fanny Saféris n'a pas agi de la même manière. Le cours débute par une préparation de la leçon, la sophronisation sera effectuée en milieu de séance, et l'on profitera de l'instant sophroliminal pour faire la lecture de la leçon précédemment préparée.
Les résultats ? Là encore, Fanny Saféris se veut modeste et prudente ; on ne juge pas les effets d'une méthode sur une période aussi courte. De plus, la formation permanente ne conduit pas à des contrôles ou à des examens, il faut donc se fier aux déclarations des participants recueillies dans des questionnaires de contrôle. Certains ont mieux retenu les leçons, d'autres ont constaté des modifications dans leur vie personnelle, au niveau du sommeil notamment qui serait meilleur, d'autres encore n'ont pas noté de changements significatifs.
Une seule certitude : tous veulent continuer, ce qui tendrait à prouver que, même pour la sophronisation, technique essentiellement individuelle, le groupe joue un rôle important. C'est un enseignement que Fanny Saféris a également tiré de l'expérience menée à l'université de Paris-III.
« Cela n'a pas très bien marché, reconnaît-elle honnêtement, mais c'est ma faute ; nous travaillions dans le laboratoire des langues, et j'ai laissé chaque participant dans sa cabine. L'isolement créé par ces conditions n'est pas favorable au moment de la désophronisation et, surtout, de la discussion qui doit obligatoirement suivre. Oui, le groupe est utile en sophropédagogie et particulièrement si l'on veut aller plus loin et faire pratiquer les méthodes de la relaxation dynamique entièrement basée sur le mouvement. »

L'expérience du lycée de Calais
Le professeur de philosophie de la terminale G avait invité le docteur Davrou à présenter la sophrologie à ses élèves. Il était

prévu deux séances d'une heure chacune; la première théorique (explications, questions, débat), la seconde pratique. Le docteur Davrou choisit à titre expérimental de réaliser cette séance pratique pendant le cours de sténographie. Le cours commençait par une dictée de trois minutes, au rythme de cent mots par minute, rythme nouvellement acquis par les élèves. À l'issue de l'exercice, les élèves, énervés et crispés, protestent contre la rapidité de la lecture et la complexité du texte. Le docteur Davrou procède alors à la séance de sophronisation simple, chaque élève restant à sa place et recherchant la position la plus confortable possible. Dix minutes plus tard, après une reprise progressive et complète, le professeur de sténographie dicte (toujours à la vitesse de cent mots par minute) un autre texte pour qu'il n'y ait ni accoutumance ni mémorisation. Dans l'ensemble, l'exercice est mieux supporté que lors de la première dictée et les résultats plutôt meilleurs, bien que de nombreux élèves signalent avoir eu du mal à s'adapter pendant la première minute, comme s'ils n'étaient pas encore tout à fait réveillés (c'était, rappelons-le, leur première séance de sophronisation).

Un troisième texte est alors dicté dans les mêmes conditions de rapidité. Les résultats sont cette fois tout à fait positifs:

— Le nombre de mots effectivement pris au cours de cet exercice est plus important que pour la deuxième dictée et *a fortiori* que pour la première, avant sophronisation.

— Les signes sténographiques très «pointus», et, pour certains, presque intraduisibles dans le premier exercice ont, lors des deuxième et troisième dictées, l'arrondi requis et donc une très bonne lisibilité.

«Mais surtout, dit le docteur Davrou, j'ai pu constater que les élèves, comme le tireur de ball-trap, enregistraient une modification de la notion de temps, un peu comme si la sophronisation, par la disponibilité et la concentration qu'elle apporte, conduisait à vivre plus intensément, "plus longuement" des instants même très brefs.»

D'autres essais furent ultérieurement réalisés en veillant, avec un soin particulier, à la reprise du niveau de vigilance et

surtout en demandant aux élèves, pendant la sophronisation, de se préparer à une nouvelle dictée rapide, ce qui devait supprimer l'effet de surprise toujours un peu «stressant».
Les résultats furent dans tous les cas très probants, confirmant que l'on pourrait, sans modifications importantes des programmes, aider les lycéens à se présenter à leurs examens dans de meilleures conditions. Certains d'entre eux demandèrent d'ailleurs au docteur Davrou des cassettes sonores pour s'entraîner chez eux et améliorer ainsi leurs résultats scolaires. Ils ont également pu constater des améliorations à différents niveaux de leur vie personnelle, mais cela est une autre affaire.

UN CHAMP D'APPLICATION PRIVILÉGIÉ : L'OBSTÉTRIQUE

La sophropédagogie obstétricale est une méthode de préparation à l'accouchement, plus précisément appelée méthode d'éducation maternelle du docteur Aguirre de Carcer (Madrid), qui, bien sûr, s'inspire des techniques sophroniques, mais qui reprend aussi certaines applications de la psychanalyse, de l'accouchement naturel de Read et de la méthode psychoprophylactique.
Nous allons voir dans les pages qui suivent la méthode d'éducation maternelle du docteur Aguirre de Carcer, de Madrid, ainsi que quelques méthodes qui s'inspirent de celle-ci sur le plan des principes sophrologiques, mais s'en écartent à d'autres points de vue.

La méthode d'éducation maternelle du docteur Aguirre de Carcer

Le docteur Aguirre de Carcer, médecin psychosomaticien, a dirigé pendant plus de douze ans une maternité à Madrid. Il a préparé personnellement environ vingt mille femmes enceintes, a visité de nombreux centres et écoles obstétricaux et a acquis une formation psychologique à la fois théorique et

pratique concrétisée finalement par une formation psychanalytique. Insatisfait des techniques hypnotiques, légèrement déçu probablement par les méthodes psychoprophylactiques et passionné par la sophrologie, il a mis au point une méthode dite «méthode d'éducation maternelle», et qui, en fait, s'intéresse plus à la femme elle-même qu'à la douleur.
Pour Aguirre de Carcer, cette méthode n'est pas seulement une préparation à l'accouchement, mais elle favorise également le déroulement physique et psychologique de la grossesse et apprend ainsi à la femme à devenir une mère. Grossesse, accouchement, maternité sont trois points indissociables.

Sources d'inspiration

1. *L'hypnose*. L'hypnotisation, en tant que technique d'accouchement sans douleur, est connue depuis la fin du siècle dernier.
Le processus d'hypnotisation est utilisé soit en cours d'accouchement, soit dans une préparation hypnotique préalable. L'hypnotiseur emploie en général la suggestion verbale avec technique de fixation des yeux. Les séances d'hypnotisation comprennent des suggestions de lourdeur, de chaleur, de fatigue musculaire, de sommeil et d'analgésie. Le but principal de cette technique est évidemment l'abolition ou la diminution de la douleur. Elle montre que la douleur, à l'accouchement, peut être supprimée par simple suggestion verbale. De plus, elle est sans danger pour la mère et pour l'enfant. Ses inconvénients demeurent la passivité du sujet et sa dépendance totale à l'égard de l'hypnotiseur. Il faut également signaler le nombre important d'échecs enregistrés. Retenons toutefois à l'actif de cette méthode qu'elle a pu montrer la réalité de ce qu'on appelle l'analgésie verbale.

2. *La méthode de Read*. Encore appelée «accouchement naturel», cette méthode se base sur le postulat que l'accouchement normal est indolore. D'après Read, ce sont les facteurs socioculturels qui rendent l'accouchement doulou-

reux. Read explique ainsi la douleur par un cercle vicieux peur-tension-douleur :
— *La peur* provient de la société, du milieu culturel, de ce que la femme a entendu dire sur l'accouchement.

— *La tension* est en fait un réflexe de défense.
— *La douleur* est la conséquence physiologique de cette tension. En effet, la femme ayant peur augmente sa tension musculaire et contracte ainsi les fibres musculaires du col de l'utérus. C'est la contraction du col de l'utérus qui provoque la douleur.

Read va donc tenter d'éliminer la peur, base de la douleur selon lui. Pour y parvenir, il choisit des moyens didactiques, physiothérapiques et psychothérapiques.
— *Les moyens didactiques* comprennent des causeries préparatoires qui ont pour objet d'informer et de rassurer la femme sur tout ce qui concerne l'accouchement.
— *Les moyens physiothérapiques* comportent des exercices de relaxation progressive inspirés de la méthode de Jacobson, des massages lombaires à utiliser en cours d'accouchement, des exercices de gymnastique musculaire et de respiration.
— *Les moyens psychothérapiques* consistent à créer un climat de confiance en informant la femme sur ce qui va se passer et en la préparant à l'utilisation des suggestions à la fin de la dilatation.
Certains auteurs, comme le docteur Prill, ont associé la méthode de Read et le training autogène de Schultz. Le principal mérite de Read est d'avoir insisté sur la nécessité d'une complète information de l'accouchée et sur l'instauration d'un climat de confiance (essentiel pour le bon déroulement de l'accouchement).

3. *Les méthodes psychoprophylactiques (M.P.P.) - Velvoski-Nikolaïev.* En U.R.S.S., Velvoski, disciple de Pavlov, s'est inspiré des techniques hypno-suggestives sur le plan de l'analgésie obstétricale et a créé une méthode plus élaborée et

moins empirique. D'après lui, la douleur n'est pas obligatoire dans un accouchement normal. Cette douleur n'est pas physiologique, mais bien psychologique et liée probablement à des facteurs d'ordre émotionnel qui s'ajoutent aux modifications biologiques que subit le corps de la femme (Nikolaïev). Puisque, pour Velvoski, la douleur, au moment de l'accouchement, n'est pas physiologique, il faut la prévenir plutôt que la calmer: d'où l'appellation de méthode psychoprophylactique. La préparation psychoprophylactique est basée:

— sur un enseignement théorique d'anatomie et de physiologie de l'accouchement;

— sur un apprentissage de la relaxation et de la respiration;

— sur des conférences visant à démontrer que la douleur à l'accouchement n'est qu'un réflexe conditionné que l'on peut très bien éliminer.

Cette méthode psychoprophylactique est, en fait, une véritable méthode de désensibilisation ou de déconditionnement à la douleur. On voit ici l'importance de la respiration et des exercices de contraction-décontraction, qui vont finalement prendre le pas sur le réflexe douleur et déconditionner véritablement la parturiente.

La méthode psychoprophylactique russe est à la base de toutes les techniques de préparation à l'accouchement sans crainte, et plus particulièrement de celles introduites en France par le docteur Lamaze et le docteur Velay.

4. *La psychanalyse*. La technique psychanalytique vise, par la mise au jour de pensées enfouies dans l'inconscient, à chasser les troubles émotionnels. La méthode psychanalytique pourrait ainsi, chez la femme enceinte, révéler des conflits refoulés, comme le refus de la maternité, qui risque de perturber éventuellement le déroulement de l'accouchement lui-même. Il est évident qu'une véritable psychanalyse ne peut être tentée chez une parturiente puisqu'elle dépasserait de loin le terme de neuf mois. Mais on peut s'inspirer de ces concepts psychanalytiques pour aider la patiente à découvrir certains refoulements, voire certains conflits perturbateurs.

Cette investigation d'inspiration psychanalytique ne peut être réalisée que par un soignant psychanalysé ou psychanalyste. Cela explique l'importance du premier entretien et des discussions qui suivront.

5. *La sophrologie*. En 1968, Hassler a montré que la douleur est en fait un phénomène de conscience et un processus psychosomatique. Sur un élément de base organique (par exemple une inflammation) et donc objectif, il existe un élément réactionnel psychologique (sensation douloureuse), subjectif; Chertok a d'ailleurs écrit que «l'accouchement est un processus psychosomatique par excellence. Sur une base somatique, dont la contraction utérine est le phénomène le plus ostensible, il se produit une sensation douloureuse qui peut être augmentée par un conditionnement socioculturel». La douleur est donc un phénomène de conscience, un processus psychosomatique sous-tendu généralement par une contraction musculaire et dont l'intensité douloureuse est fonction à la fois de la personnalité, du conditionnement socioculturel, de l'attention portée au phénomène et de l'angoisse du sujet. À partir de ces constatations, on comprend aisément l'intérêt que présente la sophrologie (technique de sophronisation simple ou techniques plus spécifiques d'hypoalgésie sophronique).

— *La sophronisation simple* agira comme une psychothérapie de relaxation et de persuasion. La détente musculaire aura principalement une action sur les éléments physiologiques correspondants tels que les spasmes, les contractions, et, par conséquent, sur la douleur; elle agira également comme réponse antagoniste de l'angoisse. En outre, parce qu'elle modifie la conscience dans le sens d'un rétrécissement du champ de la conscience et d'une diminution du niveau de vigilance, la sophronisation simple conduit à une concentration de l'attention et donc à une diminution de la douleur par distraction ou diversion. Elle engendre aussi une modification du schéma et du vécu corporels.

— *Les techniques de sophroanalgésie* utilisent plus particulièrement la persuasion et la suggestion directe pour la diminution ou l'abolition de la douleur. Elles renforcent les effets de la sophronisation simple et peuvent être éventuellement utilisées comme techniques d'urgence. Elles consistent simplement à sophroniser le sujet (à le placer donc au niveau sophroliminal entre la veille et le sommeil), à pratiquer une sophrosubstitution sensorielle (remplacement d'une sensation par une autre) et à suggérer ensuite des sensations d'analgésie ou d'anesthésie.
Cette technique, utilisée dans un premier temps pour l'analgésie de la main, sera ensuite transposée à l'utérus.
Le docteur Aguirre de Carcer a extrait les points positifs des méthodes précitées qui vont de l'hypnose à la psychanalyse, en passant par la méthode psychoprophylactique et l'accouchement naturel de Read. Il s'agit donc d'une harmonisation de l'ensemble de ces méthodes.

Principes théoriques
La grossesse est une période de transformation à la fois anatomique et physiologique avec des répercussions psychologiques qui sont d'ailleurs fonction de la psychologie propre à chaque femme. Bien que l'accouchement puisse être considéré comme un acte naturel, il est évident que refuser à la femme d'apprendre à accoucher revient à abandonner celle-ci à la peur, à l'angoisse et aux conséquences d'une mauvaise ou inadéquate éducation. Devant l'angoisse de l'accouchement, bien peu de femmes non préparées vont pouvoir réagir sainement. Un bon nombre vont accoucher dans un mutisme complet, d'autres, au contraire, vont s'extérioriser en criant, d'autres encore vont exprimer leur agressivité à l'égard de la société ou, plus encore, du mari.
Il est donc important, devant de telles réactions, de préparer la patiente à vivre son accouchement en pleine conscience et de diriger celui-ci de façon positive pour la maternité. On comprend ici toute l'importance des conférences et des explications anatomiques, physiologiques et psychologiques concernant l'état de grossesse et l'accouchement.

Il est évident que la douleur dépend de la personnalité de la patiente. Cela explique qu'il soit possible d'atténuer, voire de supprimer, la douleur des contractions et de l'expulsion par une information correcte, une technique appropriée permettant le contrôle de l'émotion et un contrôle neuromusculaire, et enfin par un apprentissage correct de la grossesse et de la maternité.
La technique d'éducation maternelle est donc une technique d'information, de persuasion et d'apprentissage de la relaxation ayant comme objet la préparation à une maternité heureuse.

Applications pratiques
Le schéma de base de la méthode d'éducation maternelle comprend six leçons, composées chacune d'un exposé théorique, d'une séance de sophronisation, d'exercices respiratoires et kinésithérapiques avec adjonction éventuelle d'un ou deux films concernant la maternité ou des problèmes afférents à celle-ci. Ces leçons commenceront au sixième mois de la grossesse.

La première leçon
La première leçon est précédée d'un entretien avec le couple, qui permet de lever les éventuels conflits préexistants et de mettre au point une thérapeutique si elle se révèle nécessaire. La première sophronisation, qui est une sophronisation simple ayant pour objet de mettre la patiente en confiance et d'éviter certaines résistances, sera effectuée. Cet exercice, qui se fait en groupe, se conclut par deux exercices de respiration abdominale et thoracique complète. La séance comporte éventuellement la projection d'un film et se termine par une discussion avec le médecin.

La deuxième leçon
Elle comprend un cours théorique sur l'anatomie et la physiologie, et une nouvelle séance de sophronisation qui consiste en une sophroacceptation progressive au cours de laquelle on

demande aux patientes de vivre mentalement, sous sophronisation, une situation réelle (de leur vécu quotidien).
S'ajoutent à cela des exercices de gymnastique prénatale et l'apprentissage de la respiration superficielle. La séance se termine par la projection d'un film et l'audition d'un disque qui comporte un message mère-enfant, divisé en deux parties, la première destinée à la période prénatale et la seconde à la période postnatale.

La troisième leçon
Elle est fondée sur l'apprentissage théorique et pratique de la respiration ainsi que sur l'importance de la relation mère-enfant et, éventuellement, de l'allaitement. Au cours de cette leçon sont expérimentés les deux premiers degrés du training autogène de Schultz, activé par la sophronisation, la douleur et la chaleur. Il s'y ajoute, des exercices respiratoires et la gymnastique prénatale.
La séance, comme chaque fois, se termine par la projection d'un ou deux films généralement consacrés, à ce stade, à l'avortement spontané et à la mère célibataire.

Message mère-enfant

1re partie (avec fond sonore musical agréable)
Les heures s'écoulent, les jours, les semaines et les mois passent aussi. Je ne te connais pas, mais c'est égal, je te vois sans te voir, je t'écoute sans t'entendre, je te caresse sans te toucher, je te sens sans te sentir, je te connais sans te connaître, je t'ai rêvé tant de fois, je t'ai attendu si longtemps, sans peur, avec joie, avec amour, tu es là, je te perçois, je te sens, tu es ma paix, tu es ma lumière, tu es mon bonheur. À présent, je me rends compte de ma richesse. Je suis femme. Écoute, écoute comme mon cœur bat pour toi. (Bruits du cœur.) Et à présent, dors, dors, dors (musique), dors, dors, dors...

IIe partie (même fond sonore que dans la première partie)
Je veux parler un peu avec toi. N'aie pas peur, ce ne sont pas les conseils de ta mère, les conseils ne servent à rien. Ce sont les sentiments de ta mère. Ne sois pas timide, exprime tes sentiments, même s'ils viennent de la partie la plus profonde, la plus

intime de ton être. Essaie toujours d'être humain, parce que être humain, c'est aimer la liberté. Et c'est justement dans cette liberté que tu trouveras la joie de ta vie. Essaie toujours aussi d'être fidèle dans tes promesses parce que, de cette façon, tu seras sincère avec toi-même et, si tu y arrives, tu seras bon. Ne t'arrête pas en chemin, suis ta route en pensant que, peut-être, de chaque idée que tu as, de chaque parole que tu dis, de chaque lettre que tu écris, de chaque sourire que tu donnes dépend le bonheur de l'humanité. Parce qu'en vérité il dépend de cela. Et à présent, dors, dors, dors (musique), dors, dors...

La quatrième leçon

Elle comprend un exposé sur le tonus musculaire, au cours duquel on apprend aux femmes enceintes la différence entre une contraction musculaire, une décontraction musculaire et l'état de relaxation. Le médecin insiste également sur la différence entre les contractions et les mouvements de l'enfant, il expose le rôle de la formation réticulaire et montre l'importance de l'apprentissage personnel et la responsabilité de la femme enceinte par rapport à cet apprentissage.

La femme apprend au cours de la sophronisation à provoquer les contractions en s'autosuggestionnant. Cette séance comprend toujours de la gymnastique prénatale et les exercices respiratoires adéquats. Elle se termine généralement par un film sur la naissance.

La cinquième leçon

Cette leçon est un enseignement théorique des différentes méthodes de préparation à l'accouchement que nous avons rappelées. S'y ajoutent les exercices de gymnastique prénatale et les techniques de relaxation par sophro-substitution sensorielle et sophro-acceptation progressive.

La sixième leçon

Elle explique en détail la période de dilatation et l'expulsion, et les différentes techniques de relaxation ou de respiration à mettre en œuvre au cours du déroulement de l'accouchement. Une fois de plus sont pratiqués les exercices de gymnastique

prénatale ainsi qu'une séance de sophronisation, au cours de laquelle il sera demandé à la femme de vivre son accouchement.
Ces six leçons constituent le plan de préparation d'éducation maternelle du docteur Aguirre de Carcer tel qu'il est utilisé dans les grands centres d'accouchement en Espagne ou ailleurs.
Ces leçons s'adressent à des groupes comprenant jusqu'à quatre-vingts personnes. Il s'agit, bien sûr, d'un schéma théorique qui, à l'heure actuelle, n'est probablement plus suivi à la lettre.
Au cours de ces séances de préparation, il se crée un dialogue continuel entre l'équipe qui prépare les futures accouchées et celles-ci. Au moindre indice de facteurs perturbateurs, la femme sera orientée, éventuellement avec son mari, vers des techniques plus spécialisées, en groupe ou individuellement. C'est ainsi que seront constitués des groupes de femmes sujettes aux nausées et aux vomissements, des groupes de célibataires, ou encore des groupes de couples.
Sur le plan des techniques proprement dites, le docteur Aguirre de Carcer a d'ailleurs ajouté aux techniques habituelles de sophronisation simple, de sophroactivation sophronique, de sophrosubstitution sensorielle et de sophroacceptation progressive ce qu'il appelle la méthode discontinue, laquelle consiste à apprendre à entrer très rapidement en état sophronique, en comptant de un à cinq, et à synchroniser avec l'ouverture et la fermeture des yeux la respiration thoracique lente.

La méthode d'accouchement responsable du docteur Henri Boon

Cette méthode est née de la collaboration d'un gynécologue, le docteur Van der Vellen, de deux kinésithérapeutes Jean-Paul Crépin et Janine Boon Custin, elle-même mère de famille, d'un psychosociologue Michel Overloop et d'un psychosomaticien, le docteur Henri Boon.
C'est après avoir étudié la méthode d'éducation maternelle du docteur Aguirre de Carcer qu'ils ont pu mettre au point

cette méthode, grâce, notamment, aux possibilités que leur a offertes un certain temps le docteur Mingeot, chef du service de gynécologie et d'obstétrique de la clinique Saint-Michel à Bruxelles.
Le présupposé théorique et clinique de cette méthode est que l'accouchement n'est qu'un épiphénomène situé entre la grossesse et la maternité.
Cette grossesse, comme l'accouchement, comme la maternité, s'accompagne de transformations physiques et psychologiques conscientes et inconscientes chez la femme. Mais ces transformations ont également des répercussions sur l'environnement familial.
Les techniques du sophrologue doivent donc faire vivre l'accouchement d'une manière positive en proposant à la femme une bonne acceptation d'elle-même, de sa féminité et de sa maternité. Alors que dans les autres méthodes on remplace le réflexe conditionné contraction-douleur par un réflexe différent contraction-respiration, en état sophronique, la femme qui accouche ne fuit pas les contractions, elle les vit dans un état de calme. On peut donc déjà parler d'un effet positif.
La méthode n'est plus centrée sur la douleur, mais sur l'épanouissement global de la femme, de son conjoint et de l'enfant. De même que Frédéric Leboyer veut créer par sa méthode le climat nécessaire à l'enfant, le docteur Boon et ses collaborateurs espèrent, par cette méthode, rendre le climat favorable non seulement à l'enfant, mais aussi au couple. C'est pourquoi ils conseillent toujours au mari d'assister aux séances de préparation prénatale et d'y participer aussi activement que possible.
L'objet (peut-être idéal) de cette méthode est de préparer la femme et son partenaire à la grossesse, à l'accouchement et à la maternité de manière totalement indépendante de ceux qui vont l'y aider. L'équipe médicale est considérée comme une équipe de secours qui n'intervient que si cela est vraiment nécessaire. C'est ainsi que, dès le début des séances de préparation prénatale, le kinésithérapeute prévient qu'il n'assistera

pas à l'accouchement. Toutefois, si sa présence est réclamée, cela est considéré comme un échec de la méthode. En effet, si la femme n'a pas bien accouché, ou a eu besoin du kinésithérapeute, c'est qu'elle était mal préparée. On peut penser que les femmes ayant suivi cette méthode accoucheraient plus facilement si le kinésithérapeute les assistait, mais alors elles n'auraient plus la joie d'avoir eu la seule compagnie de leur mari pour mener à bien leur accouchement, et ce serait dommage. Il s'agit, en fait, d'une méthode d'acceptation progressive qui s'adresse aussi bien aux parturientes n'ayant aucun problème psychologique, du moins apparemment, qu'aux patientes qui en ont.

Plan de la méthode d'accouchement responsable

1. *Entrevue prealable:* anamnèse psychologique, explication de l'accouchement, explication de la méthode
2. *Entrainement prénatal:* kinésithérapique, musculaire et respiratoire, sophronique, introduction et les dix séances
3. *Dynamique de groupe:* Leçon de puériculture, film, discussion
4. *Accouchement*
5. *Entrainement postnatal*

Entrevue préalable

Anamnèse psychologique

L'anamnèse psychologique consiste en un entretien du couple avec le psychosociologue (il peut éventuellement s'agir du gynécologue, du psychiatre ou du psychologue) responsable de l'éducation maternelle.

Celui qui fait l'anamnèse psychologique peut donc être un non-médecin travaillant en étroite collaboration avec toute l'équipe médicale et paramédicale responsable de l'épanouissement maternel de la femme. Au cours de cet entretien, la femme enceinte et son mari posent des questions, expriment leurs craintes, précisent leur attitude à l'égard de la grossesse. Cette entrevue préalable est d'une importance fondamentale. Elle permet de pronostiquer relativement les difficultés que la

femme présentera au cours de sa préparation ainsi que le comportement et la sensation douloureuse lors de l'accouchement.
Le simple fait qu'à cette première consultation la patiente vienne seule ou avec son mari est significatif pour le sophrologue et décisif pour l'évolution de la maternité.
Après établissement de la fiche, le thérapeute amorce un dialogue avec le couple afin de se rendre compte des problèmes éventuels.
Dans la plupart des cas, la femme avouera au thérapeute une certaine peur, dont les raisons peuvent être diverses et parfaitement justifiées:
— refus de paternité dans le cas d'une femme non mariée;
— mauvaise situation économique du couple; espace vital insuffisant;
— problème de la garde de l'enfant, etc.
Il s'agit là d'exemples où la peur est consciente et logique. On rencontre cependant des cas où la peur peut être inconsciente.

Interrogation sur le sexe de l'enfant
«Que préférez-vous: une fille ou un garçon et pourquoi?»
Réponse: «Un garçon.»
— «Je veux qu'il soit comme mon mari.» Réponse très positive (signe d'une bonne relation dans le couple).
— «Je n'aime pas les filles.»
— «La femme est venue pour souffrir.»
Réponses négatives (rejet de la féminité).
Réponse: «Pas de préférence.» Réponse positive en général.
Réponse: «Une fille.»
— «Car je suis une femme.» Réponse positive car acceptation de la féminité.
— «Je ne sais pas pourquoi, j'ai toujours préféré une fille, elle est plus proche de la mère.» Réponse pas très positive (la femme cherche à se projeter dans sa fille).
Dans l'ensemble, ce choix a une très grande influence sur le pronostic d'accouchement.

Interrogation sur la grossesse
«Dormez-vous bien?» L'insomnie a une grande valeur au point de vue du pronostic. Un bon sommeil est signe d'une bonne santé morale.
«Avez-vous des cauchemars?» Les cauchemars permettent de connaître la situation psychique de la femme enceinte.
«Avez-vous des vomissements, des nausées?» Les nausées et les vomissements, qui sont très fréquents dès les premiers jours de la grossesse, traduisent souvent un besoin inconscient d'être débarrassée de la grossesse.
La disparition de ces symptômes, vers le troisième ou quatrième mois, succède en général aux premiers mouvements de l'enfant qui amènent la mère, en prenant conscience de l'individualité de son bébé, à mieux supporter sa grossesse.
D'autres facteurs peuvent également intervenir, tels une grossesse illégitime, une frigidité avec refus du rôle de mère, d'importants troubles de la dynamique du couple, des craintes concernant la grossesse et la naissance.
Plus les vomissements s'étalent dans le temps, moins bon sera le pronostic. Dans 80 à 90 % des cas, s'ils persistent après le troisième mois, ils signifient un refus inconscient de l'enfant.
«Que ferez-vous après l'accouchement?»
«Travaillez-vous?» etc.
En résumé, les trois points principaux ayant une répercussion sur l'accouchement sont:
— le refus de la féminité et les problèmes de couple;
— le refus de la maternité;
— la tendance régressive.

Le pronostic
À partir des réponses de la femme, le thérapeute formule un pronostic. Après l'accouchement, il faut séparer les résultats entre comportement et douleur, car ce sont deux choses tout à faire différentes. Certaines femmes peuvent avoir un comportement excellent tout en ayant un accouchement assez douloureux. D'autres, au contraire, n'ont pas un bon comportement, mais vous disent après que, dans le fond, la douleuré-

tait supportable. Si on leur demande pourquoi elles se sont comportées de cette manière, elles répondent qu'elles avaient peur, qu'elles voulaient voir le médecin, qu'elles désiraient que quelqu'un s'occupe d'elles.

Explication de l'accouchement

Cette explication comporte :

— un peu d'anatomie, c'est-à-dire tout ce qu'une femme doit connaître pour bien comprendre le mécanisme d'un accouchement ;

— un peu de physiologie, juste ce qu'il faut pour savoir comment se conduire durant la grossesse.

Explication de la méthode

— Respiration : « Vous apprendrez à bien respirer, pour vous-même et pour votre enfant. Il y va de la future personnalité de votre enfant. Vous apprendrez à bien respirer non seulement parce que l'accouchement est un grand effort pour la femme, mais aussi parce que, de jour en jour, la respiration s'est révélée comme un facteur influent sur le développement de l'enfant. »

— Relaxation : « Vous apprendrez à bien vous relaxer en suivant les techniques les plus modernes et les plus efficaces. » Pourquoi ? « Parce qu'une personne relaxée est une personne tranquille, et nous voulons que vous soyez bien tranquille lors de l'accouchement ; parce que la relaxation, en facilitant la dilatation, favorise l'accouchement ; parce que la relaxation est utile pour contrôler vos émotions. La douleur n'est pas concevable sans l'émotion. Ainsi, tout contrôle de vos émotions contrôlera aussi votre sensation douloureuse. »

— Efforts d'expulsion : « Vous apprendrez encore à bien vous conduire lors de l'expulsion, c'est-à-dire à prendre la position la plus correcte et à savoir pousser efficacement dès que votre accoucheur vous indiquera de le faire. »

— Gymnastique : « Vous aurez des exercices de gymnastique prénatale pour être en forme pendant la grossesse ainsi que lors de l'accouchement. »

Entraînement prénatal

Cet entraînement prénatal a lieu une fois par semaine, pendant dix semaines, du sixième au neuvième mois, les futurs pères sont invités à assister à ces dix séances. Il y a en outre un samedi après-midi au cours duquel les couples peuvent participer à un cours de puériculture, à une dynamique de groupe et à la projection d'un film sur l'accouchement.

Cet entraînement comprend deux volets, un entraînement kinésithérapique que nous résumerons et un entraînement sophronique que nous présenterons ensuite.

L'entraînement kinésithérapique

L'entraînement kinésithérapique comporte des exercices musculaires et des exercices respiratoires.

Les exercices musculaires sont destinés à:

— Tonifier les muscles.

— Corriger la statique vertébrale. Si la sangle abdominale n'est pas suffisamment tonique, il y aura compensation en lordose lombaire. Pour éviter les algies lombaires, il faut apprendre à la femme les rétroversions du bassin. Celles-ci seront également utiles pour l'engagement du bébé, le jour de l'accouchement.

— Éviter l'accentuation de la lordose lombaire. Pour cela, on enseigne à la femme le moyen de ménager les abdominaux et la région lombaire dans les gestes de la vie courante, tels que passer de la position debout à la position assise au sol ou encore ramasser un objet quelconque, etc.

— Améliorer la circulation sanguine dans les membres inférieurs. L'augmentation de poids que doivent supporter les jambes ainsi que les légères compressions circulatoires qui peuvent se produire au niveau du bassin rendent souvent moins efficace la circulation dans les membres inférieurs. C'est pourquoi toute gymnastique prénatale s'accompagne d'exercices circulatoires. En outre, les mêmes exercices favorisent la circulation de retour, afin d'éviter toute stagnation sanguine.

— Relâcher les adducteurs, familiarisant ainsi la femme enceinte à la position requise pour l'accouchement.
Les exercices respiratoires sont destinés à :
— Maintenir une bonne oxygénation durant la gestation (on constate une augmentation de la fréquence respiratoire et de la capacité vitale chez la femme) et au moment de l'accouchement (il y a demande d'oxygène de la part de l'organisme fœtal et de la part du muscle utérin en contraction).
— Faire prendre conscience de la respiration diaphragmatique et de la respiration thoracique (en période de dilatation, la femme adoptera la respiration thoracique, tandis que la respiration diaphragmatique correspondra à la phase d'expulsion). Ces diverses respirations sont enseignées l'une après l'autre, au long des dix séances de préparation.

Les trois types de respiration

La respiration thoracique

Elle a pour but d'éviter toute pression sur l'utérus. En effet, le diaphragme descendant à l'inspiration crée une pression qui peut être source de douleur. Dans la respiration thoracique, l'amplitude respiratoire n'est pas maximale :
— Respiration thoracique lente (la plus importante) : c'est celle que la patiente adoptera au cours de ses contractions et qu'elle essaiera de maintenir le plus longtemps possible. Elle s'associe à la relaxation.
— Respiration thoracique rapide (ou accélérée) : elle est beaucoup plus fatigante que la respiration thoracique lente à laquelle elle succède. Ce type de respiration est à employer en fin de dilatation, le plus tard possible et uniquement si cela est nécessaire.

La respiration diaphragmatique

Les inspirations provoquent une descente du diaphragme sur l'utérus, sans arriver à le toucher. Au moment de l'expulsion, cette pression, aidée d'une contraction volontaire des abdominaux, favorisera la sortie de l'enfant.

La respiration antipoussée

Il s'agit d'une respiration rapide abdominale qui est employée en fin de dilatation, lorsque la femme ressent des envies de pousser et que la dilatation n'est pas complète. S'ajoute à cette respiration antipoussée ce que l'on appelle le «bourdon»: inspiration profonde et expulsion lente et progressive de l'air en imitant le bruit d'un bourdon. Selon notre expérience, la meilleure méthode, lors d'une envie de pousser, et ne nécessitant aucune compensation telle une expiration lente, est la décontraction complète associée à une respiration thoracique lente.

L'entraînement sophronique

Le cours est collectif (trois ou quatre couples) et dure de une heure et demie à deux heures pendant dix séances. Les patientes et leurs maris s'allongent confortablement sur des tapis (certains parfois en position assise). Les patientes ont apporté chacune leur cassette et le cours sera enregistré. Elles ferment les yeux si elles le désirent. La lumière n'est ni trop vive ni trop faible. Durant la période de relaxation, ni le téléphone ni la sonnette ne sont coupés, afin que les patientes apprennent à ne pas être dérangées par des bruits extérieurs.
Dès le départ, un point fondamental est mis en évidence par le kinésithérapeute: la relaxation est libre, on ne *doit* pas se mettre dans telle ou telle position, on ne *doit* pas sentir telle ou telle sensation, elle doit venir spontanément.
Lorsque tout le monde est bien installé, le kinésithérapeute commence et crée, dès le début, ce que Caycedo appelle l'alliance sophronique. Durant toute la relaxation, sa voix est lente, monocorde, sans hésitation (c'est le terpnos logos).
Pour que la sophronisation soit réussie, il faut qu'il y ait un contact positif entre le kinésithérapeute et la patiente, d'où la nécessité de dialogues nombreux et fréquents sur les éventuels problèmes rencontrés au cours de la préparation.

Première séance: sophronisation simple. Cette séance comporte principalement deux parties:
— la relaxation physique, qui se fait progressivement en relâchant les groupes musculaires cités par le sophrologue (muscles du visage et des épaules, muscles du cou et de la nuque, muscles du dos, etc.);

— la relaxation mentale, que l'on obtient en donnant au sujet l'image du sommeil.
La première séance, qui est aussi une première prise de contact entre les couples et le kinésithérapeute, est tout à faire libre (on se met comme on veut, on ferme les yeux si on veut, on ne *doit* pas sentir telle ou telle sensation).

Vous vous laissez aller de plus en plus comme si vous étiez sur le point de vous endormir, au bord même du sommeil. Et vous laissez venir à vous toutes les sensations positives, toutes les sensations agréables que la détente de votre corps, de votre esprit peut vous procurer...

La réflexion générale après cette première sophronisation est du type: «Je me sentais bien.» En effet, les sujets sont souvent étonnés de la faculté de concentration que l'on possède, qui permet de découvrir ou de redécouvrir son corps, tant au point de vue du schéma corporel qu'au point de vue de la sérénité intérieure.

Deuxième séance: activation intrasophronique plus premier degré de Schultz (lourdeur). Le sophrologue propose de prendre conscience puis de s'abandonner à la sensation de lourdeur, de pesanteur. Pour certaines, cette sensation peut être de la légèreté ou tout autre chose, car rien n'est obligatoire en sophronisation. On propose la lourdeur, car elle est la plus courante des sensations ressenties.

Par la détente de vos muscles, vous êtes capable de ressentir le poids de votre bras, de prendre conscience du poids de votre main, de votre bras qui devient progressivement lourd, agréablement lourd, une lourdeur qui peut envahir les deux bras. Vous sentez cette agréable sensation de lourdeur également dans vos jambes, dans votre dos, dans tout votre corps. Vous prenez conscience des points d'appui de votre corps sur le sol. C'est un peu comme s'il s'appuyait plus fort, de plus en plus lourd...

Une constatation générale est la sensation de bien-être dans cet état de relaxation et le manque d'envie d'en sortir lorsque le sophrologue le propose.

Troisième séance: activation intrasophronique plus deuxième degré de Schultz (chaleur). Les patientes commencent à se relâcher de plus en plus vite, de façon à obtenir le niveau sophroliminal (entre la veille et le sommeil) après un temps assez court. Elles prennent ainsi conscience de la valeur du relâchement. Elles se disaient «énervées», elles se jugent «calmes».

Le dialogue après relâchement devient de plus en plus important et spontané, et l'ambiance est de plus en plus agréable.

Du point de vue pratique, les patientes sont maintenant capables:

— de se détendre quand elles le veulent et de sentir leur corps;

— de provoquer une vaso-dilatation et de se rendre compte que leur cerveau peut influencer leur corps.

Peut-être déjà ressentez-vous une sensation de chaleur, une chaleur qui est due à l'ouverture de vos artères. Par votre détente, vos artères subissent une vaso-dilatation. Votre sang circule plus librement, plus facilement, et vous pouvez ressentir cette chaleur, cette chaleur intérieure, votre propre chaleur, dans les mains, par exemple, une chaleur douce, une chaleur qui peut envahir vos jambes, votre dos, votre ventre. Et tout votre corps devient chaud, agréablement chaud, et ça vous détend encore un peu plus, en vous laissant aller à cette sensation de chaleur, de corps lourd et chaud. Vous vous abandonnez un peu à cette sensation pour vous plonger encore un peu plus dans cette détente. Vous laissez votre conscience glisser encore un peu plus bas, jusqu'où vous le désirez, au bord même du sommeil, au rythme de votre respiration, vous vous laissez aller à vous-même, à votre détente. Et tout en vous est calme et paix…

Quatrième séance : activation intrasophronique, training autogène plus sophro-acceptation progressive libre. Cette séance introduit donc une nouvelle composante : la sophro-acceptation progressive libre. Le sophrologue propose d'imaginer une situation future quand la femme aura accouché. Beaucoup d'entre elles se voient avec leur enfant dans un cadre agréable : par exemple, un après-midi d'été au jardin, avec le bébé, attendant le retour du mari.
D'autres imaginent une situation sans leur enfant. La psychanalyse pourrait donner de nombreuses explications suivant l'image évoquée. En kinésithérapie prénatale, le sophrologue se borne simplement à donner la possibilité à la future mère d'imaginer la joie de cet événement. Cette situation rassure et élimine en quelque sorte la peur de l'accouchement.
Cette séance habitue aussi la patiente à « voir » une image sous sophronisation, ce qui n'est pas toujours aisé. Cela facilitera le déroulement des prochaines séances.

Vous allez maintenant prendre en vous une image. Une image d'une situation future que vous aimez bien. Une situation possible, prévue d'ici six à sept mois. Vous choisissez peut-être un jour de la semaine que vous aimez plus particulièrement, un moment de la journée qui vous plaît, dans un décor de votre choix, seule ou entourée de personnes que vous connaissez, et vous vous laissez aller à vivre cette situation, à la vivre le plus intensément possible, à en voir les détails, les formes, les couleurs, et à vous voir vous-même dans cette situation spéciale, agréable, en vous y percevant parfaitement bien, parfaitement détendue, en totale harmonie avec vous-même et tout ce qui vous entoure, épanouie et confiante en vous, vous vous sentez bien...

Cinquième séance : activation intrasophronique, training autogène intégral plus sophro-acceptation progressive. Le sophrologue demande à la future mère d'imaginer son accouchement. Les réactions sont très différentes :

— certaines futures mères ont imaginé leur accouchement sans crainte, dans un contexte de calme;
— plusieurs avaient imaginé avoir une fille, d'autres un garçon, d'autres n'y avaient prêté aucune importance;
— certaines n'ont rien imaginé.
Cette méthode a pour objet l'acceptation de la situation représentée (ici donc l'accouchement).

Vous prenez en vous l'image de votre accouchement, vous essayez de vous voir dans quelques semaines, au moment de votre accouchement, en tentant de voir tous les détails de cette scène, le plus précisément possible, vous essayez de vivre votre propre accouchement...

Le message mère-enfant suscite l'instinct maternel, donne envie d'avoir cet enfant, rend plus joyeuse son attente. Il met l'accent sur la relation mère-enfant, car celle-ci existe dès que la mère prend conscience de la présence de son enfant en elle. En mettant l'accent sur cette relation, il l'aide à se préparer à devenir mère.

Sixième séance: sophro-substitution sensorielle. Au cours de cette séance, le kinésithérapeute emploie deux techniques différentes:
— Une sophro-substitution sensorielle; il s'agit de bien prendre conscience d'une sensation spontanément ressentie, par exemple la chaleur des mains, et de changer cette sensation en une autre, de fraîcheur par exemple. En effet, en état de relaxation profonde, au niveau sophroliminal, l'esprit est capable non seulement de percevoir la sensation, mais aussi de la changer.

Vous vous concentrez sur vos mains et vous laissez venir à vous une sensation de froid, une sensation de fraîcheur au niveau du dos de la main, c'est un peu comme un courant d'air frais rafraîchissant votre peau à ce niveau-là. Et vous vous laissez aller à cette sensation de fraîcheur de la main. Vous laissez tout

doucement la peau se refroidir, devenir progressivement de plus en plus froide — sensation de froid qui pénètre tout doucement en vous, dans votre main, qui se refroidit de plus en plus, votre main qui devient de plus en plus froide... froide, un peu comme si on passait sur elle un glaçon qui la refroidissait tout à fait, superficiellement d'abord puis de plus en plus profondément, et tout doucement cette main est comme engourdie par le froid, comme lorsqu'on a les doigts ou les mains gelés.
Vous pouvez vous-même ressentir cette sensation de froid, d'insensibilité aussi profondément que vous le désirez, jusqu'à l'os, jusqu'au niveau du squelette même de la main. Elle devient de plus en plus insensible. Vous laissez pénétrer cette impression de froid et d'insensibilité dans votre main...

— Une sophroanalgésie ; ici, c'est la sensation de froid qui a servi à diminuer la sensibilité au niveau de la main.

Le kinésithérapeute pique avec une épingle le dos de la main «froide», plusieurs fois et à différents endroits. Ensuite, il pique de la même façon l'autre main. Après quoi, il demande quelle main a ressenti le plus douloureusement la piqûre de l'épingle. Toutes les patientes reconnaissent ressentir une douleur plus vive au niveau de la main non suggestionnée.

Septième séance : méthode discontinue. Cette méthode a deux effets : elle permet une arrivée rapide en état de relaxation, laquelle rend possible la synchronisation de la respiration thoracique lente avec la relaxation.
Dans la chambre de travail, lorsque la parturiente sent qu'une contraction va débuter, elle se met en état de relaxation en comptant jusqu'à 5. Il est important de se détendre avant l'arrivée de la contraction. Il est plus difficile de se relâcher quand la contraction a débuté.

En comptant jusqu'à 5, vous avez progressivement vos paupières qui s'alourdissent, et lorsque vous direz vous-même 5, vous fermerez les yeux automatiquement pour plonger tout de suite dans un état de détente totale. Vous faites l'exercice maintenant, vous ouvrez les yeux, vous comptez lentement vous-même jusqu'à 5, et, à 5, vous vous laissez allez et vous replongez au plus profond de votre détente. Instantanément tous les muscles de votre corps se détendent, votre visage, vos bras, vos épaules, vos jambes, votre dos, et vous plongez jusqu'au bord du sommeil...

Pendant la contraction, la femme adopte la respiration thoracique lente tout en ne quittant pas cet état de relaxation dans lequel elle est plongée.

Maintenant vous allez synchroniser votre respiration avec l'ouverture et la fermeture des yeux. Chaque fois que vous inspirez, vous ouvrez les yeux; et vous les fermez lorsque vous relâchez l'air. À votre rythme. Chaque fois que vous relâchez l'air, vous plongez encore un peu plus profondément dans votre détente.
Vous quittez maintenant ces images, pour vous détendre encore un peu, pour revenir tout doucement à l'état présent, au moment actuel, et vous vous préparez tout doucement à reprendre votre état de conscience habituel, très lentement, très calmement, parce que la séance a été un peu plus longue. Vous prenez d'autant plus le temps de faire remonter votre tonus mental et physique en respirant bien fort, en bougeant bien vos mains, vos pieds, en étirant progressivement tout votre corps, bien à l'aise, et, enfin, quand vous en aurez envie, vous ouvrez les yeux...

Huitième séance: vivre l'accouchement. Ayant vécu une première fois sous relaxation leur accouchement, les femmes ont l'impression que le fait d'accoucher n'est plus nouveau ni étrange. La peur de l'enfant mal formé, la peur de la mort de l'enfant, la peur de la douleur n'apparaissent pas pendant cet état de relaxation. Lorsqu'elles accoucheront vraiment, on peut espérer raisonnablement que ces femmes ne penseront plus à leurs craintes anciennes.

On vous amène dans la salle d'accouchement. Il suffit de décaler les roues de votre lit et de le rouler jusqu'à la salle d'accouchement toute proche. Vous avez la table qui se trouve bien au milieu de la salle, un évier à gauche; le médecin est en train de se laver les mains, il a enfilé ses bottes, son tablier en plastique transparent. On met votre lit de travail à côté de la table, et vous glissez de l'un à l'autre avec l'aide de votre mari, de la sage-femme, de votre médecin; on vous installe le mieux possible sur la table d'accouchement. On vous met les pieds dans les étriers, un oreiller sous la tête, on vous demande aussi de lever le siège, on passe un linge stérile sous les fesses. Vous vous voyez maintenant sur cette table, ayant vos contractions. Vous prenez la position de poussée, vous poussez, vous poussez, le médecin voit déjà la tête de l'enfant apparaître, tout doucement il vous encourage à pousser, votre mari aussi, qui vous soutient la tête; la contraction cesse, vous vous relâchez et vous attendez en vous détendant au maximum, en récupérant le plus totalement possible pour être en pleine forme lors de la contraction suivante. Le moment de la naissance de votre enfant est bientôt là. La contraction suivante se manifeste. Vous inspirez bien à fond, vous gonflez le ventre, vous bloquez, vous prenez votre position de poussée, vous poussez en épousant la contraction de l'utérus, en sentant votre enfant qui avance progressivement. La tête est déjà tout à fait au niveau de la vulve. Vous relâchez bien le périnée. Elle avance, elle avance – peut-être, à ce moment-là, le médecin juge-t-il utile de faire une petite incision que vous ne sentez absolument pas, dont vous ne vous rendez même pas compte – et puis, la tête est sortie; le médecin dégage une épaule, tout le corps suit, et vous pouvez maintenant voir votre enfant...

Neuvième séance: prise de conscience du périnée et induction d'une contraction. Le fait de prendre conscience, sous sophronisation, de la localisation du périnée et des différents muscles qui le constituent peut aider la patiente, le jour de son accouchement, à mieux sentir la descente de son enfant et, par là même, à vivre cet événement plus intensément.

Vous prenez bien conscience de votre périnée, de toute cette musculature qui forme le plancher du ventre, et vous relâchez bien celui-ci. Vous en prenez totalement conscience...

En expliquant et en décrivant les sensations d'une contraction, la patiente peut ainsi informer correctement son cerveau de la sensation qui correspond à la contraction de son utérus. En état de sophronisation, parfaitement relâchée, l'attention portée sur l'utérus, la patiente essaie de percevoir une ou plusieurs contractions de grossesse.

Dixième séance: ensemble de techniques respiratoires et technique de poussée sous sophronisation. Cette séance renforce encore l'attitude à prendre lors d'une contraction. Le jour de l'accouchement, la profondeur de la relaxation sera progressivement plus intense suivant les stades de la dilatation du col de l'utérus.
C'est ainsi qu'aux premières contractions, encore à la maison, la femme se détendra un peu. Détente de nature purement musculaire.
À la maternité, lors des contractions plus fortes en intensité et plus rapprochées, la femme se mettra en état de sophronisation, c'est-à-dire qu'elle ajoutera une détente psychique à la détente musculaire. Dans cet état, qu'elle quittera entre les contractions si elle le désire, elle pratiquera les différentes respirations appropriées au stade d'évolution de dilatation du col de l'utérus.

Une contraction se prépare. Relâchez-vous bien et laissez-la venir. Gardez votre respiration habituelle le plus longtemps possible et, lorsque la contraction est à son intensité maximale, faites la respiration thoracique lente. Lentement, inspirez, relâchez, inspirez, relâchez. Bientôt, l'intensité de la contraction diminue, et vous replongez dans votre état de relaxation...

Beaucoup de patientes arrivent au stade de l'expulsion en n'ayant pratiqué que la respiration thoracique lente.

Conclusion: les extraits de textes donnés pour les dix séances ne sont que des exemples. Il est certain que chaque sophrologue utilise le vocabulaire de son choix, seule la base théorique reste la même.
Suivant le groupe auquel cette préparation s'adresse, le sophrologue variera le plan des séances. Si le groupe a des difficultés pour ressentir la lourdeur ou la chaleur, le kinésithérapeute donnera une troisième séance de relaxation avant d'aborder le training autogène de Schultz. Par exemple, s'il existe encore une barrière entre les couples et lui, le kinésithérapeute prolongera les dialogues postsophroniques qui deviendront des discussions purement amicales. L'atmosphère sera tout à fait détendue. Les futures mères ou leurs partenaires poseront toutes les questions qui les angoissent.
Durant ces dix séances, le kinésithérapeute fournit donc aux femmes enceintes un maximum d'armes (tranquillité, relaxation, respiration), la première et la principale étant la confiance en soi.

Dynamique de groupe
La dynamique de groupe a lieu un samedi après-midi. Au terme des dix séances de préparation, elle réunit tous les couples, le kinésithérapeute qui les a préparés, une puéricultrice, le psychologue, le gynécologue et le psychosomaticien. Il s'agit de faire le point, de tirer les conclusions et de laisser parler les couples.
L'après-midi commence par une séance de puériculture qui montre les soins à apporter au nouveau-né. Ensuite, on passe un ou plusieurs films sur l'accouchement d'une femme préalablement préparée par un sophrologue. Son visage et ses mains sont visiblement détendus. Durant l'accouchement (la femme s'est rendue à pied à la salle de travail), on peut voir l'aide efficace du mari, qui est maintenant tout à fait mêlé à cet événement. Enfin, le docteur Boon entame un dialogue en posant plusieurs questions. À la question: «Comment avez-vous vécu la transformation de votre corps?», les réponses

sont très diverses. Certaines femmes se trouvent absolument déformées, mais l'acceptent en pensant qu'il est naturel de perdre sa beauté pendant la grossesse. D'autres, en revanche, trouvent cela «beau», c'est pour elles le signe concret de la vie de leur enfant. Pour d'autres, enfin, «tout dépend de la façon dont le mari l'accepte». Même dans cette transformation physique si personnelle, l'attitude du mari est fondamentale. Une bonne réaction est donc indispensable.
D'autres points de vue sont encore échangés avec le gynécologue, concernant notamment la question de l'allaitement maternel, du travail professionnel après le congé de maternité, des pronostics pour ou contre une grossesse future et pourquoi.

L'accouchement
Dans 80 % des cas, le kinésithérapeute n'assiste pas à l'accouchement. Parfois la patiente utilise sa cassette. Dans tous les cas (sauf incapacité majeure), le mari est présent.
La majeure partie des femmes qui ont déjà eu des enfants sans être préparées par la sophrologie affirment que le fait de pouvoir se relâcher les a beaucoup aidées et a rendu l'accouchement nettement moins douloureux.

L'entraînement postnatal
La méthode est complétée par un entraînement postnatal devant redonner au ventre sa musculature.

En conclusion
Cette méthode d'accouchement responsable — que l'on jugera peut-être très ambitieuse — est actuellement utilisée sur une petite échelle. Pour être parfaite, elle devrait, à notre avis, s'inscrire dans un contexte médical total et inclure toutes les personnes en cause: du personnel préposé à l'accueil du service hospitalier jusqu'à l'équipe médicale proprement dite. Les locaux devraient également répondre à certains critères. Enfin, il y aurait lieu de se pencher sur l'après-accouchement, sur les jours et les semaines, voire les mois, qui vont suivre,

car les dépressions consécutives à l'accouchement sont relativement fréquentes. La tentative de Frédéric Leboyer de créer un climat à la naissance nous semble un premier pas intéressant, mais nettement insuffisant si ce climat ne se prolonge pas pendant les semaines, les mois et les années qui suivront. Nous pensons toutefois que l'ensemble de ces tentatives pour améliorer le statut prénatal et postnatal permet d'espérer.

L'accouchement vécu par le couple et préparé par la relaxation

Une équipe de gynécologues bruxellois, les docteurs Gillain, Juliens, Leblanc et Lenoble, et une kinésithérapeute, Christiane Radoux, ont mis au point une méthode particulière de sophropédagogie obstétricale après plus d'une dizaine d'années d'activité. L'équipe d'accoucheurs jouit également d'une solide expérience des techniques de dialogue ainsi que d'un apprentissage des techniques de sophronisation.

L'accoucheur, comme l'a écrit le docteur Gillain, doit maîtriser parfaitement la technique pour être totalement disponible et aider le couple au moment de la naissance. Il y a donc un «centrage» sur le couple et l'enfant.
Tout en travaillant en collaboration, les membres de l'équipe gardent leur indépendance, chacun ayant en outre des activités spécifiques. C'est ainsi que l'un des membres de l'équipe est aussi conseiller conjugal, un autre sexologue, etc. Les accoucheurs travaillent en équipe avec les mêmes grandes orientations, les mêmes objectifs du point de vue obstétrical, du point de vue humain et du point de vue du centrage sur le couple. Chaque parturiente est ainsi tranquillisée. Elle est ainsi sûre d'avoir affaire, pendant les vacances, à un accoucheur pratiquant la même méthode de sophropédagogie obstétricale. Il n'y a dans l'équipe ni hiérarchie ni autorité.

Pour le couple, on essaie d'intégrer le mari le plus tôt possible: c'est ainsi qu'il y a une rencontre avec le kinésithérapeute dès le troisième mois de la grossesse. S'il existe une difficulté quelconque dans le couple, la préparation sophronique sera entreprise aussitôt.

Plan de la préparation

Au niveau des médecins

Cinq conférences sont prévues le soir pour les couples:

1. Information avant l'accouchement et information diététique.
2. Information sur l'accouchement.
3. Information sur la période postnatale et débat sur la douleur.
4. Information sur l'enfant, donnée par deux pédiatres qui complètent l'équipe.
5. La contraception et la régulation des naissances. Il faut ajouter à cela un film montrant une dizaine d'accouchements sous préparation sophronique, film suivi d'un débat sur la préparation, l'accouchement et toutes les situations annexes.

Les futures mamans suivent, en outre, une consultation mensuelle, avec mise en évidence non seulement de l'évolution physique, mais aussi du vécu de cette grossesse (au niveau personnel et au niveau du couple), et des cours de préparation.

Il est important de savoir si la femme suit régulièrement ses cours et si elle répète quotidiennement ses séances de sophronisation et de préparation à la naissance.

Au niveau des kinésithérapeutes

La première réunion a lieu le troisième mois. Elle se fait en couple, un soir, et consiste en l'apprentissage de mouvements de bascule du bassin pour assouplir les ligaments et les muscles et, par conséquent, pour diminuer les douleurs dans le dos et pour améliorer la circulation pelvienne et celle des membres inférieurs. Au cours de cette réunion, on apprend également aux femmes enceintes la meilleure manière de se lever du lit en évitant les contractions abdominales et les contractions prématurées de la matrice. Dans le domaine

psychologique, un dialogue s'établit en fin de séance sur la manière d'entrevoir cette grossesse. On donne aussi à ce moment-là de petits conseils d'oxygénation et on explique les choses à éviter.
Les groupes sont formés de six femmes qui accoucheront toutes le même mois et seront suivies par deux kinésithérapeutes. Ces cours se donnent l'après-midi ou en soirée en fonction du travail ou de la disponibilité de la femme.

Plan du cours
Les exercices généraux comprennent uniquement des exercices circulatoires, des exercices de bascule du bassin, des exercices de mobilisation des jambes, toujours écartées pour rendre la femme plus à l'aise dans cette position.
Ces séances de sophronisation s'effectuent en position dorsale les sixième et septième mois, en position latérale le huitième mois.
Le plan des séances de sophronisation est à peu près identique à celui du docteur Aguirre de Carcer et à celui de la méthode d'accouchement responsable du docteur Boon, mais il y a davantage de séances.
Les séances de relaxation se déroulent sur un fond musical. Chaque relaxation est arrêtée une minute au moment du relâchement de l'abdomen pour penser à l'enfant et en parler. Chaque séance est suivie de longues discussions concernant les problèmes des futures mamans.
Pour les exercices de blocage en position d'accouchement et les exercices de poussée, on insiste énormément sur la respiration calme, lente, régulière, sans bruit, bouche légèrement ouverte, type de respiration indispensable au moment du chassage.

Préparation des maris
Une séance avec les maris a lieu au cours du troisième mois, une autre au cours du septième mois, où on leur apprend à aider leur femme dans les exercices de blocage et de relaxation.

Le huitième mois est prévue une séance pour les couples où tout le monde se détend. Cette séance est suivie de l'apprentissage du massage lombaire et d'un débat.
Dans cette préparation, les kinésithérapeutes sont présents à l'accouchement.

Les résultats
Cette méthode a été utilisée dans près de huit cents préparations à l'accouchement. Sans entrer dans le détail, il semble que l'arrivée en clinique est plus tardive, que la période de dilatation est plus rapide et, surtout, que le chassage est beaucoup plus efficace et mieux ressenti.
En général, la période de dilatation se fait dans le calme et est vécue d'une manière agréable par la plupart des femmes. Cette période de dilatation est surtout le fait du couple, mais le chassage est souvent facilité par l'explication du kinésithérapeute. En général, les femmes continuent à pratiquer la relaxation après l'accouchement, notamment pendant leur séjour en clinique.
Au moment de l'accouchement, les femmes choisissent d'utiliser la cassette enregistrée avec ou sans musique, ou la relaxation discontinue dirigée par le mari.

La méthode de sophronisation sonore (Jean Feijoo)
Désirant réduire au minimum la relation de transfert qui se produit entre le thérapeute et le patient, Jean Feijoo a mis au point une technique qui refuse la suggestion verbale et qui utilise uniquement des sons.
Feijoo a montré que toute sophronisation entraîne une modification du concept d'espace-temps et que c'est cette altération qui a comme conséquence une modification de l'état de conscience. À la suite de cela, et se basant sur les principes de la réflexologie pavlovienne, il a mis au point une méthode d'enregistrement sonore qui modifie la conscience et permet ainsi une détente musculaire accompagnée d'un bien-être psychologique persistant pendant une huitaine d'heures. Cette méthode de sophronisation sonore a été utilisée avec succès pour la préparation à l'accouchement sans crainte.

En conclusion

Nous avons vu dans ce chapitre l'utilisation de la sophrologie dans ses principes et dans sa pratique, et des techniques de sophronisation dans un domaine bien particulier qui est celui de la préparation à l'accouchement. Ces techniques de sophronisation, nous l'avons vu, peuvent être utilisées par des chercheurs d'horizons différents, mais toujours dans le sens d'une meilleure harmonisation des techniques et pour un plus grand respect de l'être humain. Ce qui est vrai pour la préparation obstétricale l'est également dans tous les autres domaines de la pratique médicale. Ces méthodes de préparation obstétricale n'ont pu cependant être élaborées que par des chercheurs pratiquant eux-mêmes ces techniques de sophronisation.

CHAPITRE 7

INDICATIONS ET CONTRE-INDICATIONS DE LA SOPHROLOGIE

En commençant ce chapitre, nous serions tentés de dire que l'on peut utiliser la sophrologie dans tous les domaines de la médecine, qu'elle soit curative ou prophylactique, et aussi en pédagogie.

En effet, si l'action d'une sophronisation peut être considérée comme non indiquée ou tout au moins comme inutile dans certains cas où l'organicité est évidente, telles une pneumopathie infectieuse ou une appendicite, la pratique d'une méthode sophrologique sera pourtant un excellent adjuvant à l'arsenal thérapeutique habituel, renforçant chez le sujet sa capacité de prise en charge et donc, comme dit Caycedo, sa capacité d'espoir. De plus, et c'est peut-être l'essentiel, le thérapeute, s'il est sophrologue et donc lui-même entraîné à ces méthodes, aura une attitude d'approche de la maladie et surtout du malade qui sera différente, habitué qu'il est à se «mettre à l'écoute» de l'autre, établissant ainsi une relation médecin-malade aux dimensions autres que le simple contact professionnel-profane. Sans compter les bienfaits apportés par un entraînement sophronique dans la vie professionnelle du médecin, harassante et stressante.

Néanmoins on peut relever trois champs d'application de la sophrologie: la thérapie, la prophylaxie, le cadre non pathologique.

La thérapie

Il est évident que la véritable vocation de la sophrologie se trouve dans la thérapie. Ce cadre sera surtout celui de la psychosomatique, champ qui s'élargit au fur et à mesure que l'on connaît mieux les mécanismes compliqués du fonctionnement de l'homme. Les spécialistes reconnaissent maintenant que près de 70 % des maladies sont d'origine psychologique, et le chiffre peut encore augmenter...

Cela est vrai non seulement pour les symptômes, mais aussi pour les maladies où l'organicité est patente, comme l'ulcère de l'estomac ou certaines affections cutanées, organicité qui n'est que secondaire, l'origine se trouvant au niveau d'un déséquilibre ou d'un conflit psychologique.

Les maladies nerveuses sont certainement le cadre d'application privilégié des méthodes sophroniques, et ce, d'autant que la chimiothérapie, malgré ses progrès, reste décevante et n'apparaît en tout cas que comme un palliatif qui n'est pas toujours inoffensif. La sophrologie agit de façon efficace et souvent rapide sur les symptômes immédiats (céphalée, asthénie, nausée, etc.) et, surtout, exerce une action en profondeur par une dynamisation de toute la personnalité du sujet.

Chaque fois que le médecin notera un déséquilibre nerveux chez son malade, il pourra adjoindre à sa thérapeutique traditionnelle une méthode sophronique. Ce ne sera pas là du temps perdu, ni pour le patient ni pour le médecin lui-même.

La prophylaxie

La sophrologie semble bien dépasser le cadre habituel de la médecine telle qu'elle est considérée traditionnellement. Le médecin sophrologue s'adresse à l'homme et non pas seulement au malade. C'est pour cette raison que les méthodes sophroniques pourront avoir un rôle prépondérant dans la prophylaxie des maladies, permettant aux sujets qui pratiquent l'entraînement sophronique de garder un équilibre psychosomatique, grâce à une sorte de renforcement du moi et de ses structures, comme la volonté, la mémoire, l'expérience, etc.; moi qui pourra alors équilibrer, d'une part, l'influence du surmoi qu'incarnent l'autorité, les interdits, la censure et, d'autre part, l'influence du ça qui est formé des pulsions et des désirs tantôt positifs, tantôt négatifs et morbides. La prise de conscience de ces trois instances (le ça, le moi, le surmoi) renforcera le libre arbitre et atténuera les conflits psychiques.

Cette prophylaxie pourrait également être envisagée de façon très pratique dans le cadre même des conditions de travail. Des expériences ont déjà été tentées montrant une très nette baisse de la fatigabilité, donc des accidents du travail, et de l'absentéisme.

Cette prophylaxie par les méthodes sophroniques devrait être mise en œuvre dès que possible, et l'école, le lycée ou les collèges d'enseignement technique pourraient être le cadre idéal pour l'apprentissage. Certaines expériences sont actuellement en cours.

Le champ d'application non pathologique

Nous avons vu le domaine du sport et ses possibilités. Il existe également des applications de la sophrologie dans le domaine de la recherche, de la créativité et dans le domaine de l'art. Les méthodes sophroniques interviennent également de façon positive dans l'apprentissage des langues étrangères, dans la préparation aux examens et concours, etc.

Cette brève énumération ne fait qu'indiquer les énormes possibilités ouvertes à la sophrologie. Nous pensons que l'avenir prouvera l'importance de son apport dans la résistance aux stress qui nous assaillent presque quotidiennement.

Quand aux contre-indications, nous sommes tentés de dire qu'il n'y en a pas ! En effet, les méthodes sophroniques n'ont aucune action nocive sur qui que ce soit. Avec, toutefois, une seule condition, celle de la compétence du thérapeute, et nous touchons là un problème très sérieux. Nous le répétons, à condition que le thérapeute sophrologue reste dans les limites de ses compétences, la sophrologie ne connaît aucune contre-indication.

Alfonso Caycedo insiste beaucoup sur cette limitation non de la sophrologie elle-même, mais de son utilisation selon les spécialisations. Il vient même de réorganiser complètement les différentes structures de la sophrologie en nommant des responsables de section qui devront coordonner les recherches et les applications.

En effet, un des dangers de la sophronisation est celui de la découverte par le sophronisé de son contenu existentiel, et il faut savoir certes interpréter ce que le sujet révélera mais aussi ne pas interpréter, ce qui est peut-être plus délicat !

Si cette simple précaution est respectée, nous voyons donc que la sophrologie non seulement ne rencontre aucune contre-indication, mais au contraire dispose d'un vaste champ d'application où son action bénéfique pourra être mise en valeur.

Bibliographie

Abrezol (R.), *Sophrologie dans notre civilisation*, Neuchâtel, Intermarketing Group.

Aguirre de Carcer, *Cours sur la préparation à l'éducation maternelle*, Cours de Bruxelles, 1973; *La préparation à l'accouchement*, Premier colloque entre kinésithérapeutes, accoucheuses et médecins, Bruxelles, 28 mars 1976; «La sensation douloureuse dans l'accouchement», in *les Annales de sophrologie*, n° 4, juin 1974.

Bara (A.), *L'expression par le corps*, principes et recherches, Toulouse, Privat, 1974.

Baruk (H), *L'Hypnose*, Paris, P.U.F., «Que sais-je?», 1972.

Bergese (J.) et Bounes (M.), *La relaxation thérapeutique chez l'enfant*, Paris, Masson, 1974.

Bernard (M.), *Le corps,* Paris, P.U.F., 1972.

Bernheim (H.), *De la suggestion,* Paris, Retz, réédition 1975; *Hypnotisme, suggestion, psychothérapie*, Paris, Doin, 1903.

Boon (H.), *La relaxation et le training autogène*, Cahiers de sexologie, n° 30, 1969.

Boon (J.), *Méthodes de relaxation de Jacobson*, Bruxelles, Cours de relaxation, 1975.

Boule (P.-I.), *L'Hypnose et la suggestion dans la clinique des maladies internes,* Paris, Doin, 1965.

Bron-Veley: *Pratique de la méthode Vittoz*, Paris, Éd. du Levain, 1970.

Caycedo, Progrès en sophrologie, Barcelone, EMEGE, 1969; *Dictionnaire de sophrologie,* Barcelone, 1971.

Chauchard (P.), *Hypnose et suggestion*, Paris, P.U.F., 1970.

Chertok (L.), *L'Hypnose*, Paris, Petite Bibliothèque Payot, 1965.

Corraze (J.), *Schéma corporel et image du corps*, Toulouse, Privat, 1973.

Davrou (Y.), *Manuel de sophrologie*, Le Moustier, St Thomas; *La sophrothérapie*, Paris, Retz, 1981; *Comment relaxer vos enfants*, Paris, Retz, 1985; *Le nouveau guide pratique de sophrologie*, Paris, Retz, 1988.

Dropsy (J.), *Vivre dans son corps,* Paris, Épi, 1973.

Durand de Bousingen (R.), *La relaxation*, Paris, P.U.F., 1970.

Ellenberger (H.-F.), *À la découverte de l'inconscient*, Villeurbanne, S.I.M.E.P., 1974.

Ey (H.), *Traité de psychiatrie,* Paris, Masson, 1971; *La conscience*, Paris, P.U.F., 1966.

Ey (H.), Lairy (C.) et coll., *Psychophysiologie du sommeil et psychiatrie*, Paris, Masson, 1975.

Feijoo (J.), «De la suggestion», in *les Annales de sophrologie*, n° 4, juin 1974.

Feldenkreis (M.), *La conscience du corps*, Paris, Robert Laffont, 1971.

Geismann (P.) et Durand de Bousingen (R.), *Les méthodes de relaxation*, Bruxelles, Charles Dessart, 1968.

Grey (W.), *Le cerveau vivant*, Paris, Delachaux et Niestlé, 1954.

Guirao (M.), *La neuropsychologie de la sophrologie*, Canada; *L'anatomie de la conscience*, Paris, Maloine, 1978.

Hartmann (E.), *Biologie du rêve,* Bruxelles, Charles Dessart, 1970; *Les fonctions du sommeil* Bruxelles, Charles Dessart, 1975.

Leboyer (F.), Pour une naissance sans violence, Paris, Le Seuil, 1973.

Le Ny (J.-F.), Conditionnement et apprentissage, Paris, P.U.F., 1961.

Luthe (W.), Autogenic Therapy, Londres-New York, Grune et Stratton, vol. 1 à 6, 1970.

Magoun (H.), *Le cerveau éveillé*, Paris, P.U.F., 1966.

Rager, *Hypnose, sophrologie, médecine*, Paris, Fayard, 1972.

Rojo Sierra (M.), *Introduction à la lecture de Jung*, Genève, Jeorg, 1988.

Schultz (J.H.), *Le training autogène*, Paris, P.U.F., 1974.

Sivadon (P.) et Ganteret, *La rééducation corporelle des fonctions mentales*, Paris, Éditions sociales françaises, 1969.

Tart (C.T.), *Altered states of consciousness*, New York, John Wiley and Sons Inc. 1969.

Vinchon (J.), *Mesmer et son secret*, Toulouse, Privat, 1971.

Achevé d'imprimer le 27 décembre 1991
dans les ateliers
de Normandie Roto S.A.
61250 Lonrai
Dépôt légal : décembre 1991
N° d'imprimeur : R1-1313
N° d'éditeur : 459